Martin Baxendale

Sex ab 50? Kein Thema!

Ein Ratgeber für Fünfziger und andere Greise

Eichborn.

Vorwort

Sie sind schon 50? Schon länger sogar? Na, dann wissen Sie es ja schon: Das Alter schleicht heran. Zum Beispiel, wenn Sie mitten beim Sex ein Päuschen brauchen, um ein wärmeres Nachthemd und ein Paar Wollsocken anzuziehen. Das heißt: Wenn Sie überhaupt Sex haben und es sich nicht einfach so auf dem Heizkissen gemütlich gemacht haben …

Mit Hilfe der folgenden Sammlung unschätzbar wertvoller Ratschläge und wirksamer Soforthilfe werden Sie leichter mit dem unaufhaltsamen Verfallsprozeß fertig, und das heranrückende Alter verliert für den aufmerksamen Leser seine irrationalen Schrecken.

Stattdessen werden Sie fortan frohgestimmt den Greisenjahren entgegenschreiten, mit jedem Tag runzliger und altersschwach, aber mit diesem praktischen Lebenshilfe-Büchlein im Nachtschränkchen jederzeit bereit, die Wonnen der Lust bis ins hohe Alter zu genießen.

Die Deutsche Bibliothek – CIP-Einheitsaufnahme

Baxendale, Martin:
Sex ab 50? Kein Thema! : ein Ratgeber für Fünfziger und andere Greise / Martin Baxendale. – Frankfurt am Main : Eichborn, 2001
ISBN 3-8218-2463-8

Übersetzung: Matthias Bischoff und Oliver Th. Domzalski
Gesamtproduktion: Fuldaer Verlagsagentur, Fulda

ISBN 3-8218-2463-8

Verlagsverzeichnis schickt gern:
Eichborn Verlag, Kaiserstraße 66, D-60329 Frankfurt
www.eichborn.de

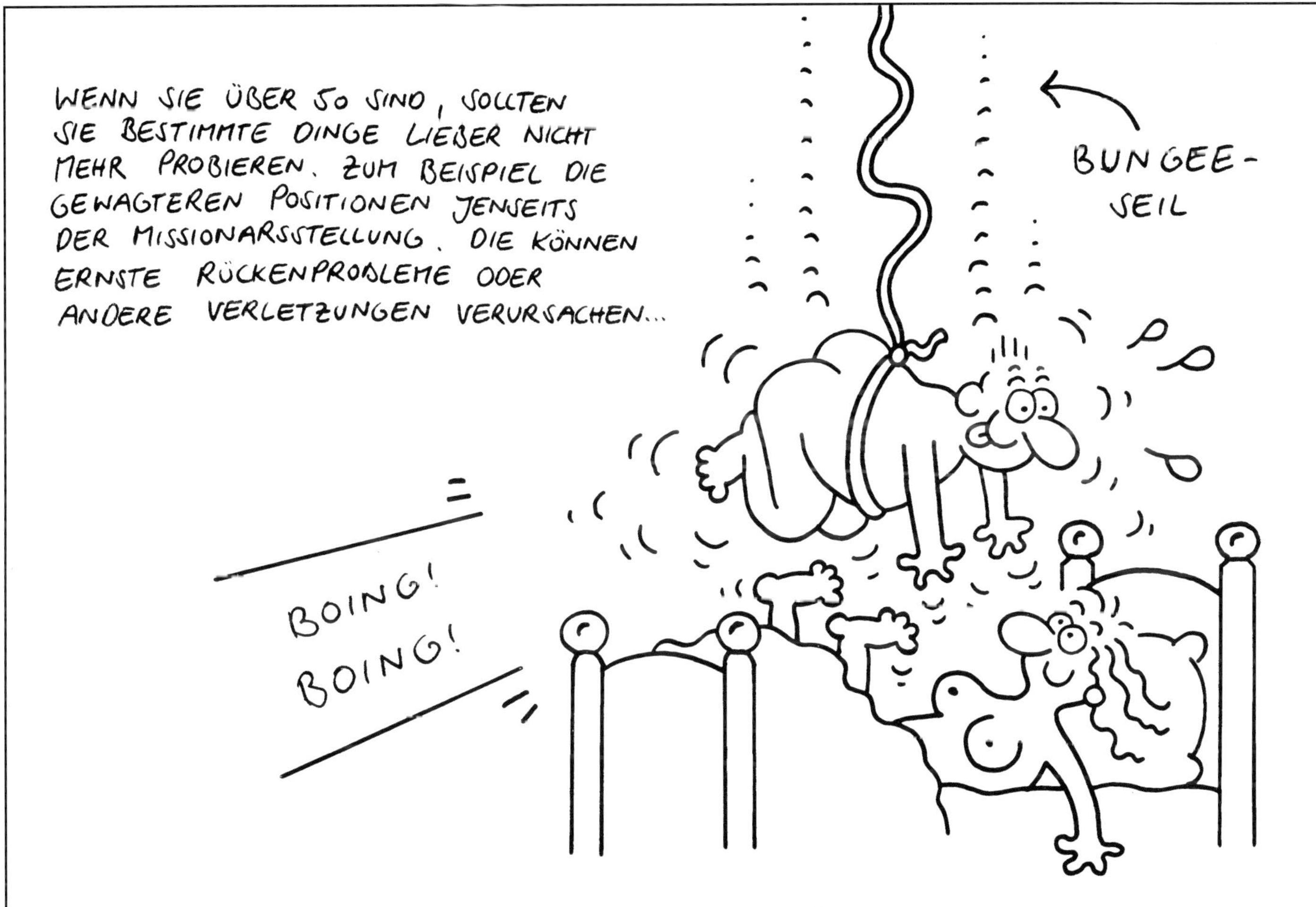
WENN SIE ÜBER 50 SIND, SOLLTEN SIE BESTIMMTE DINGE LIEBER NICHT MEHR PROBIEREN. ZUM BEISPIEL DIE GEWAGTEREN POSITIONEN JENSEITS DER MISSIONARSSTELLUNG. DIE KÖNNEN ERNSTE RÜCKENPROBLEME ODER ANDERE VERLETZUNGEN VERURSACHEN...
BUNGEE-SEIL
BOING! BOING!

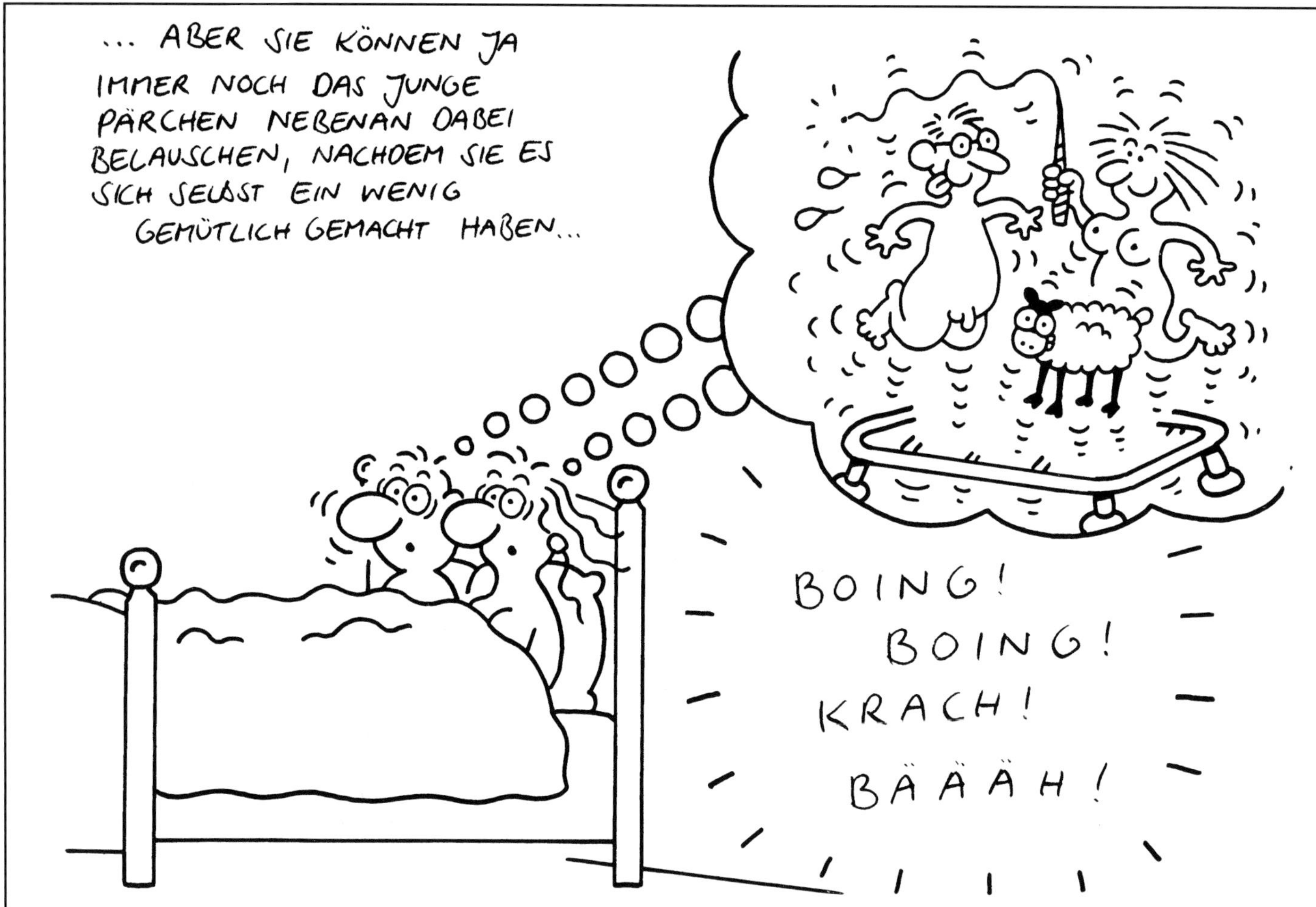
... ABER SIE KÖNNEN JA IMMER NOCH DAS JUNGE PÄRCHEN NEBENAN DABEI BELAUSCHEN, NACHDEM SIE ES SICH SELBST EIN WENIG GEMÜTLICH GEMACHT HABEN...
BOING!
BOING!
KRACH!
BÄÄÄH!

Das perfekte Geschenk
für ein Pärchen
in den Fünfzigern …

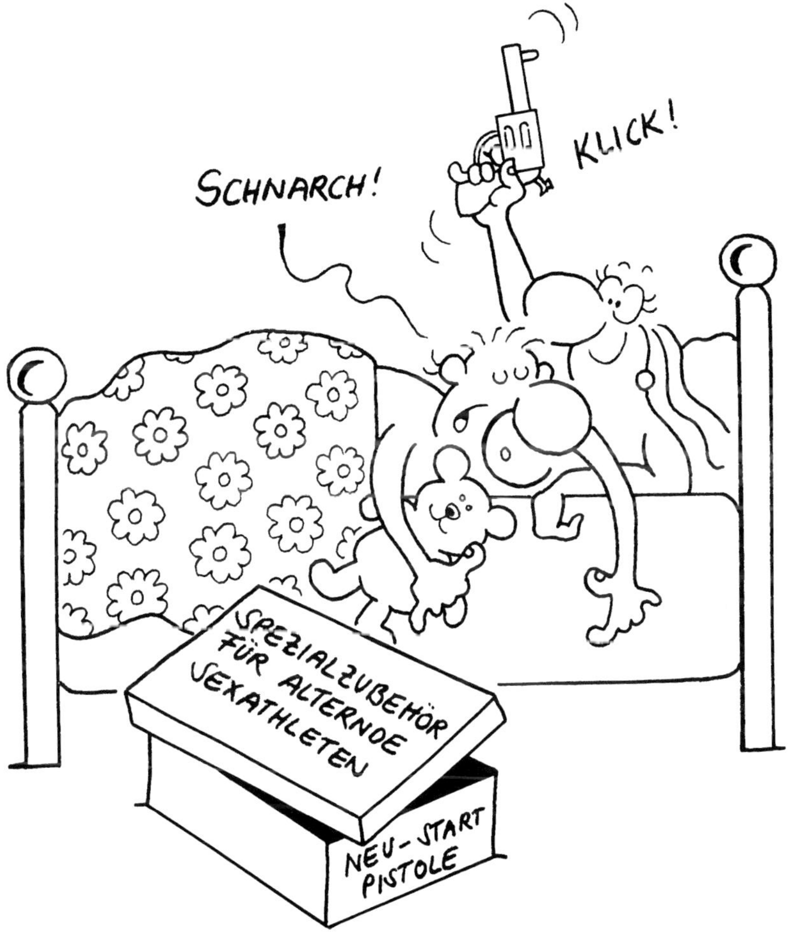

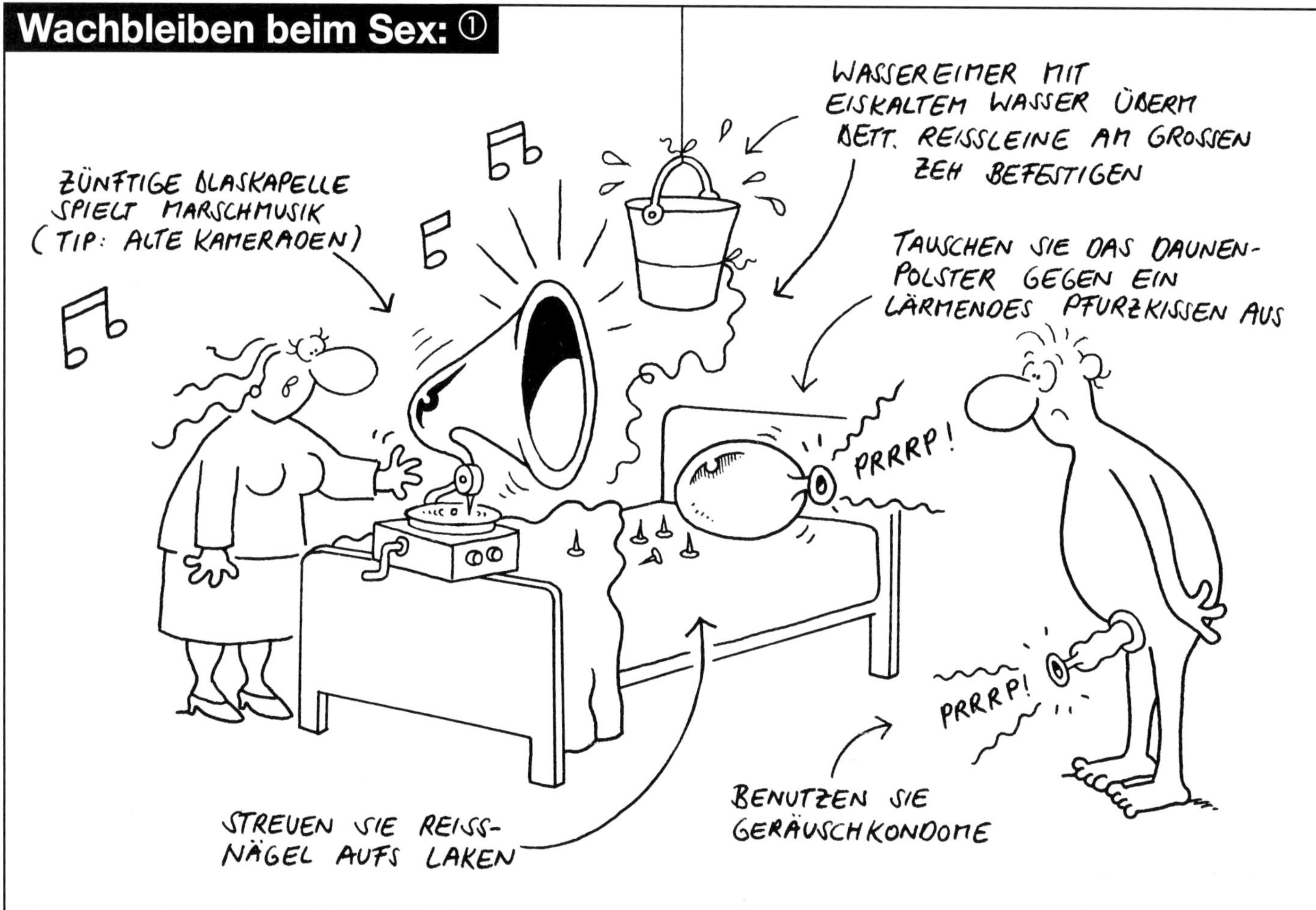
Wachbleiben beim Sex: ①
ZÜNFTIGE BLASKAPELLE SPIELT MARSCHMUSIK (TIP: ALTE KAMERADEN)
WASSEREIMER MIT EISKALTEM WASSER ÜBERM BETT. REISSLEINE AM GROSSEN ZEH BEFESTIGEN
TAUSCHEN SIE DAS DAUNEN-POLSTER GEGEN EIN LÄRMENDES PFURZKISSEN AUS
PRRRP!
PRRRP!
STREUEN SIE REISS-NÄGEL AUFS LAKEN
BENUTZEN SIE GERÄUSCHKONDOME

Wachbleiben beim Sex: ②

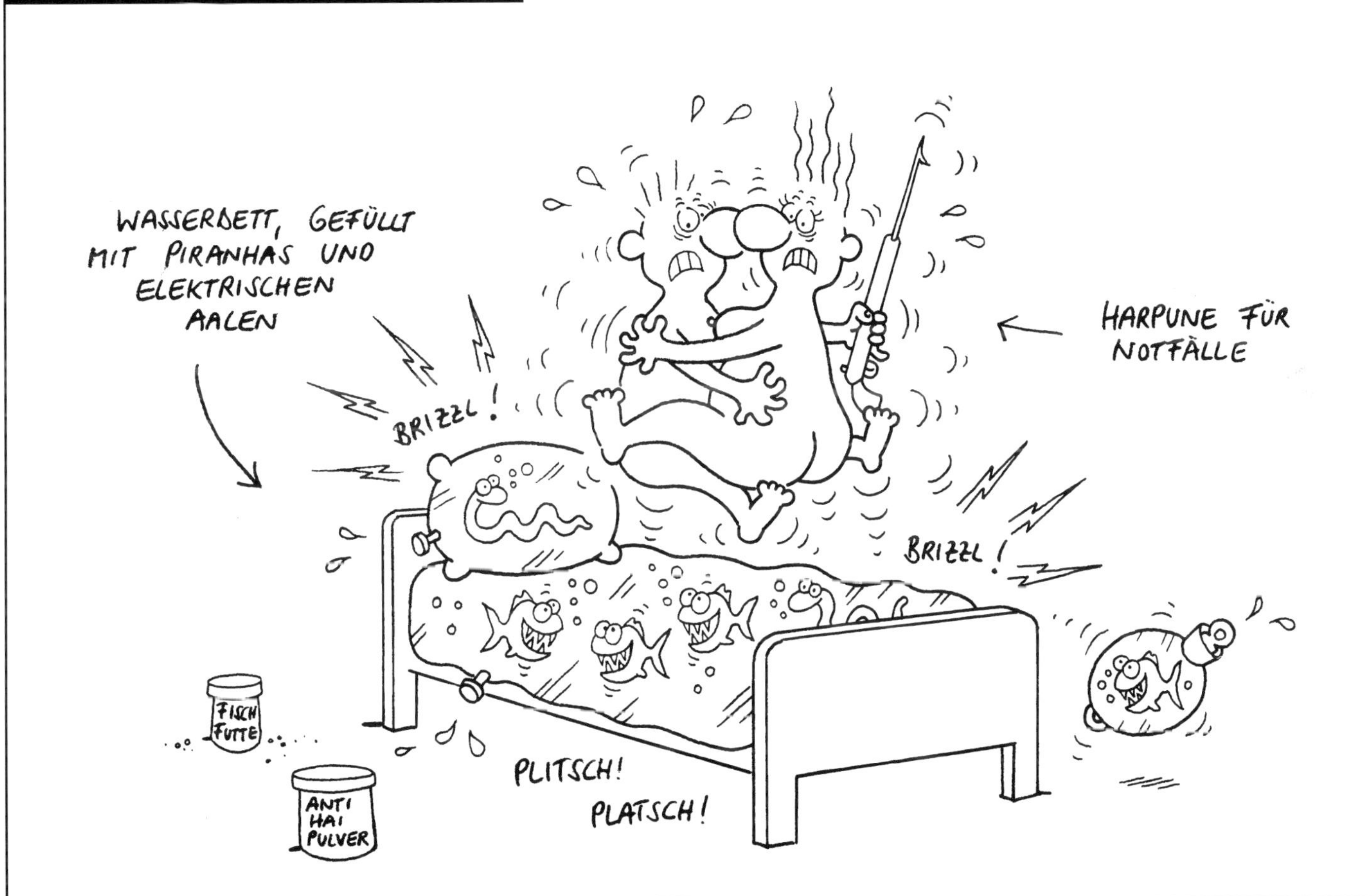

Wachbleiben beim Sex: ③

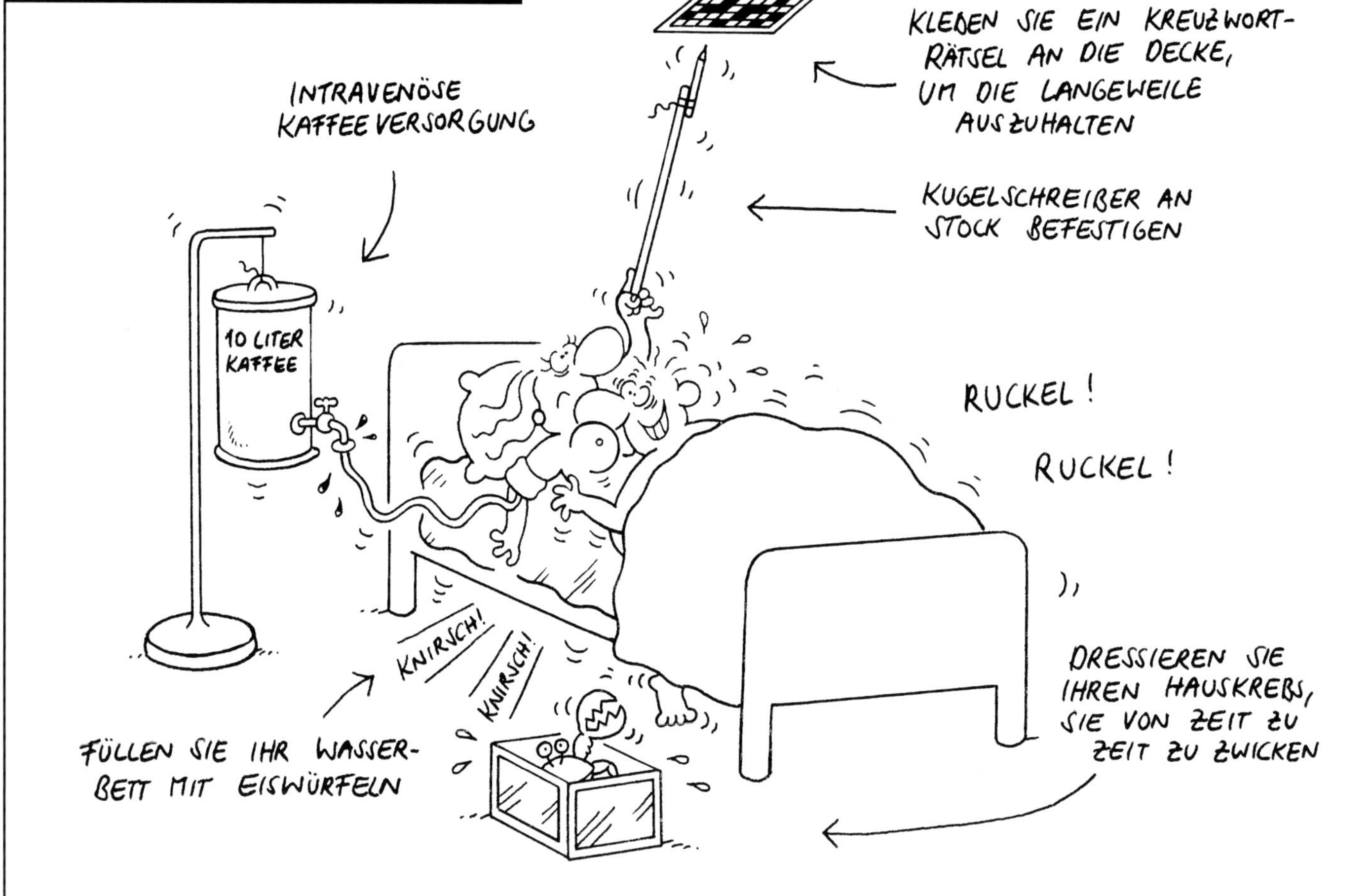

Wachbleiben beim Sex: ④

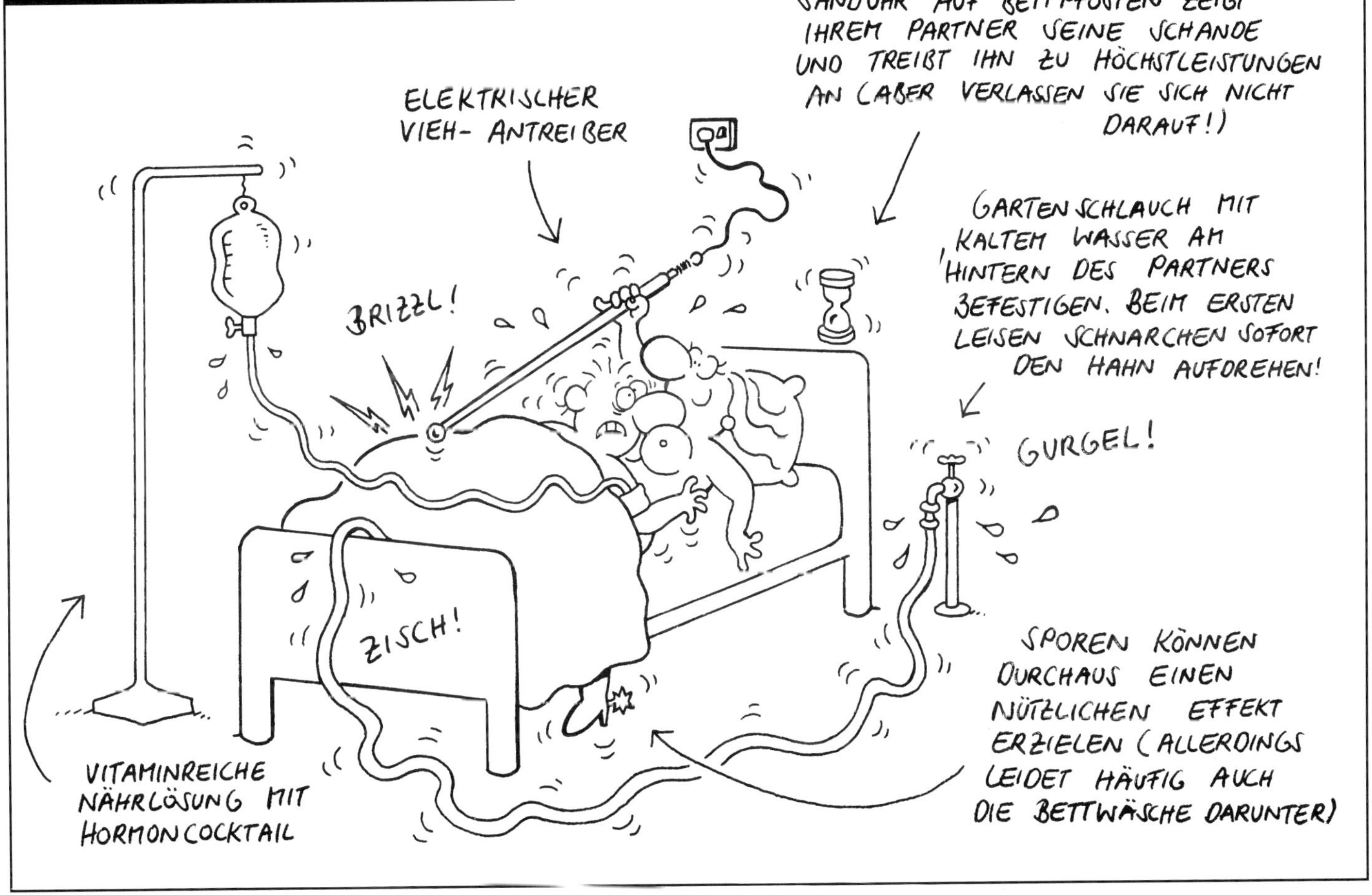

Wie Sie mühelos multiple Orgasmen vortäuschen

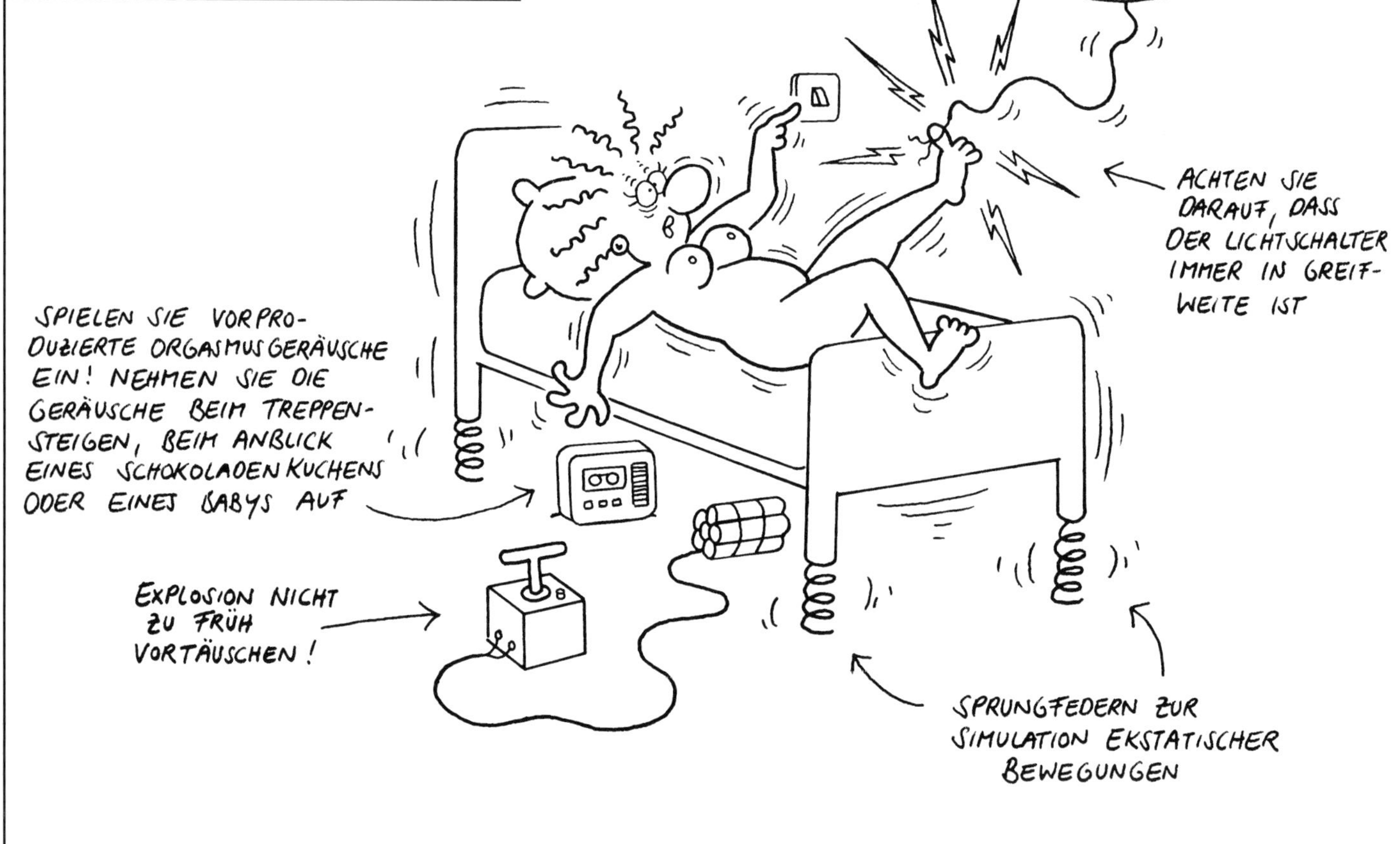

Vortäuschen einer bewundernswerten Erektion

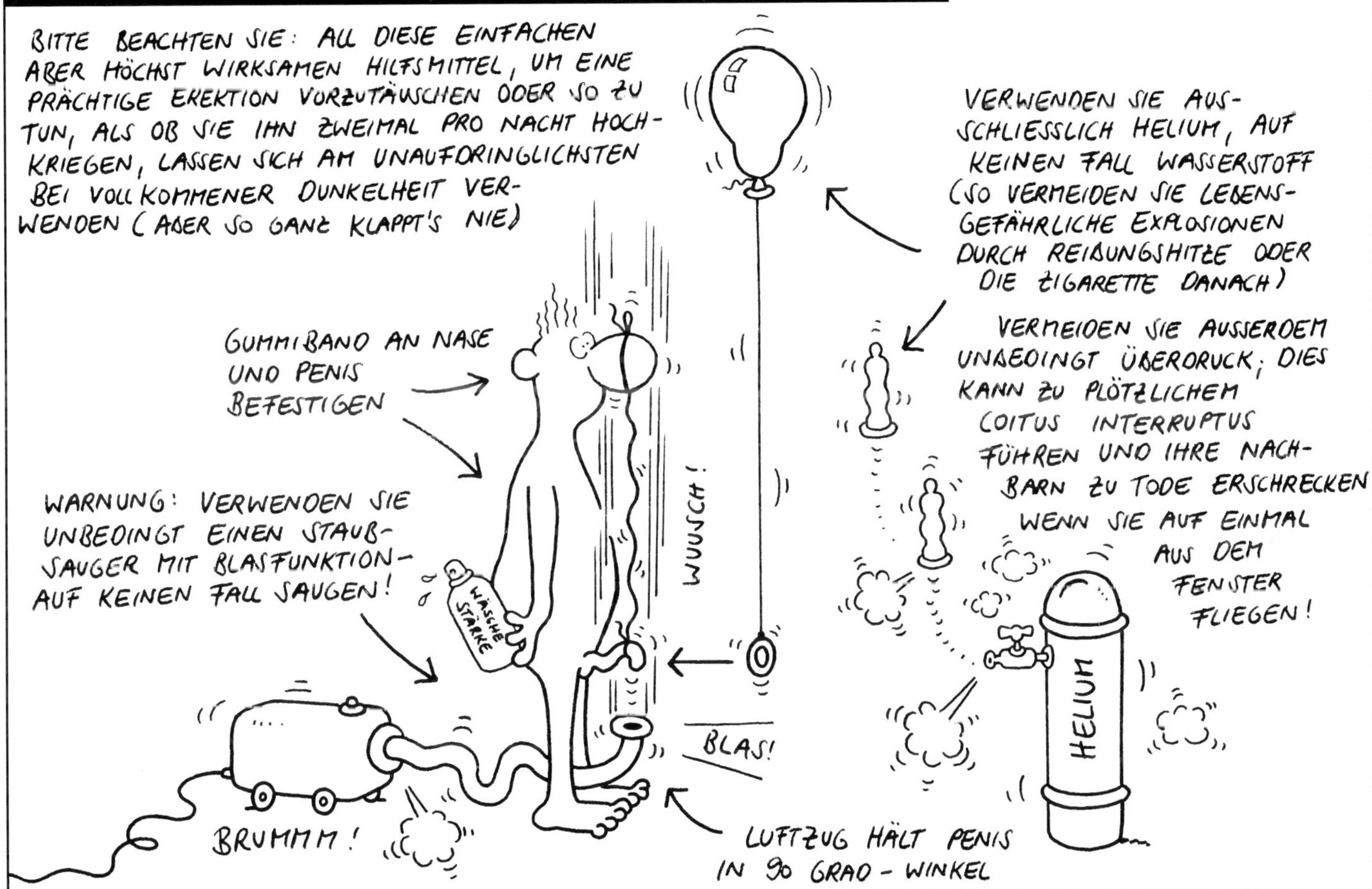

Sex ohne Herz-Infarkt: Die Bungee-Methode

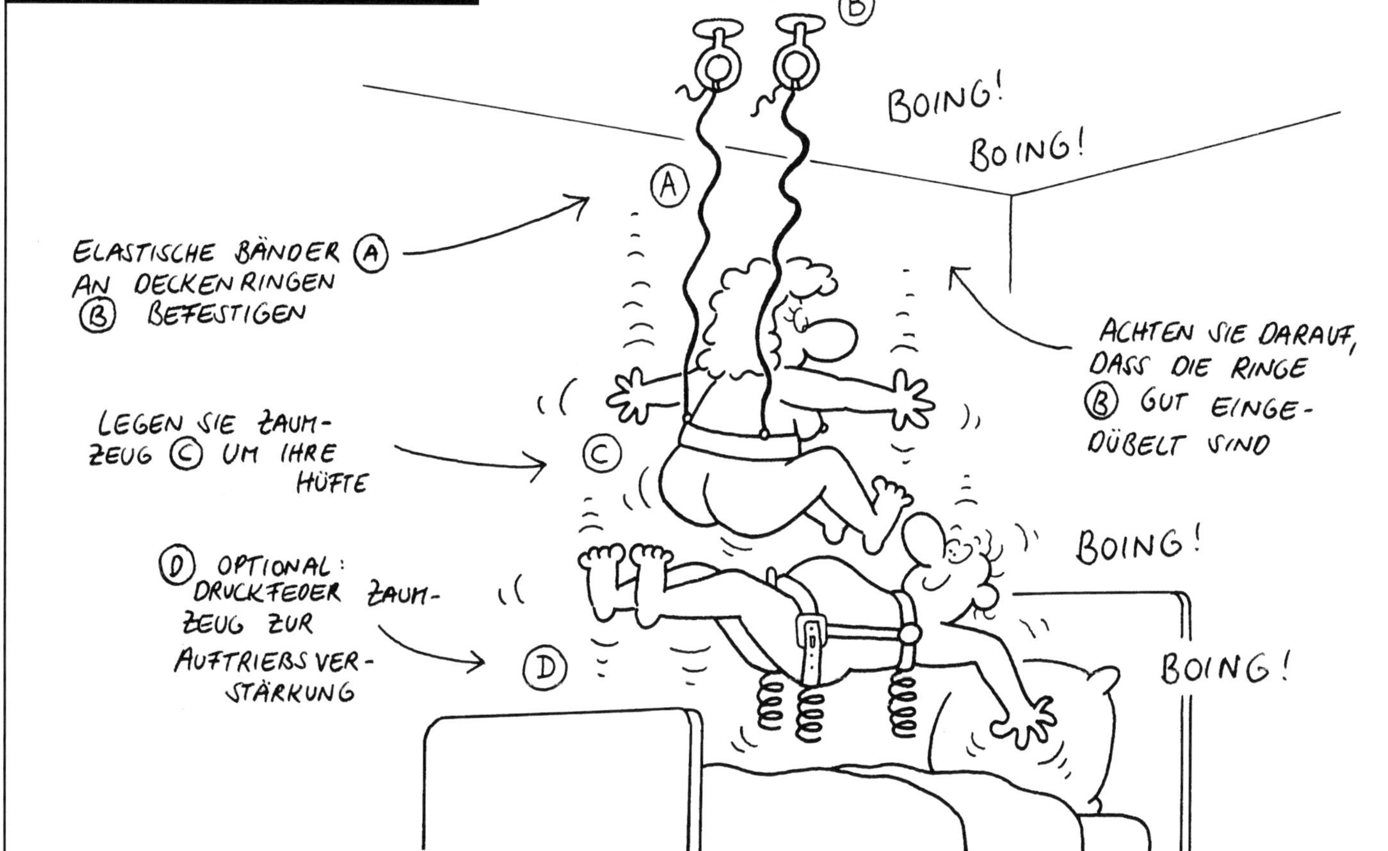

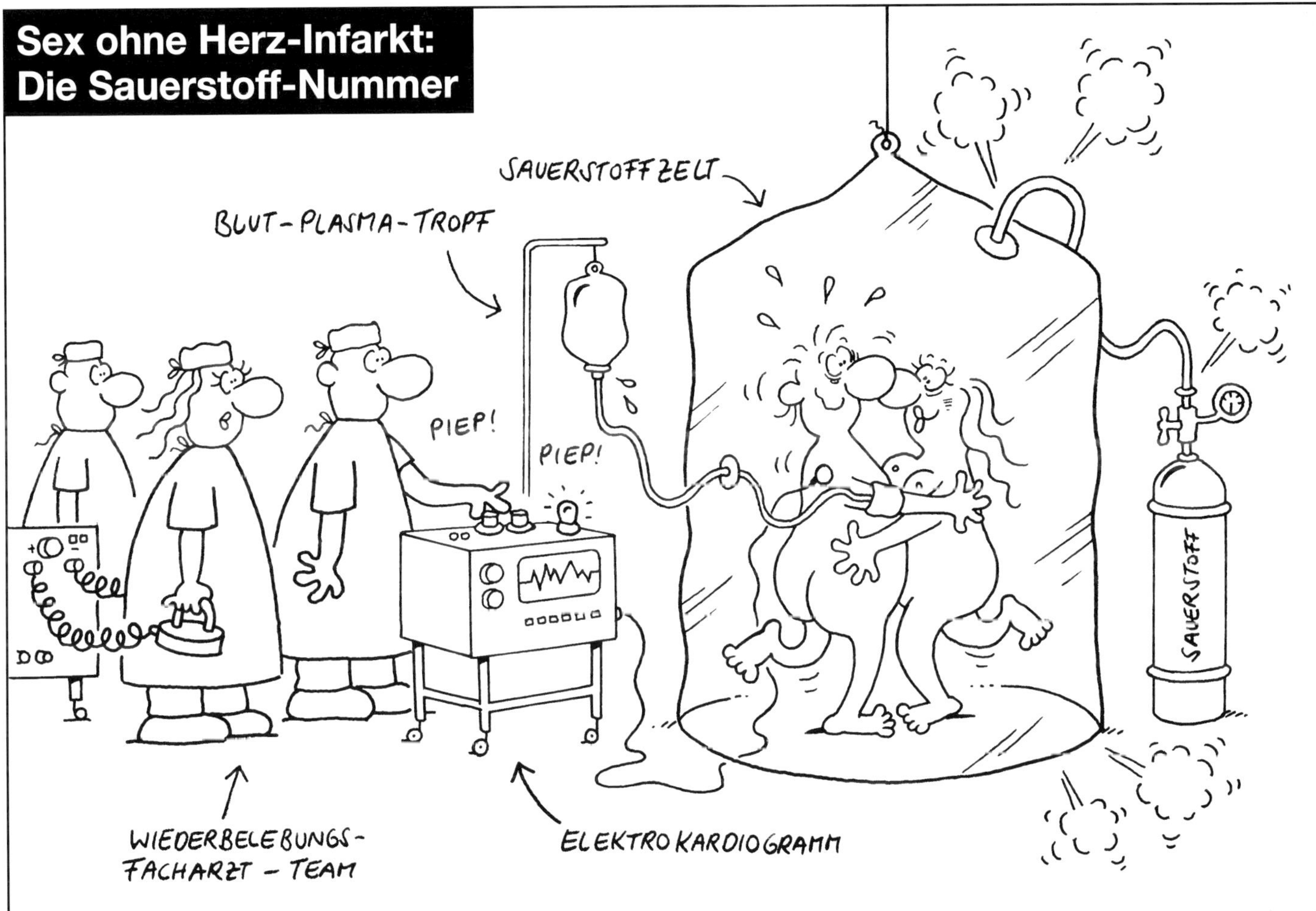
Sex ohne Herz-Infarkt:
Die Sauerstoff-Nummer
SAUERSTOFFZELT
BLUT-PLASMA-TROPF
PIEP!
PIEP!
SAUERSTOFF
WIEDERBELEBUNGS-
FACHARZT - TEAM
ELEKTROKARDIOGRAMM

Dem Geburtstag gewachsen sein

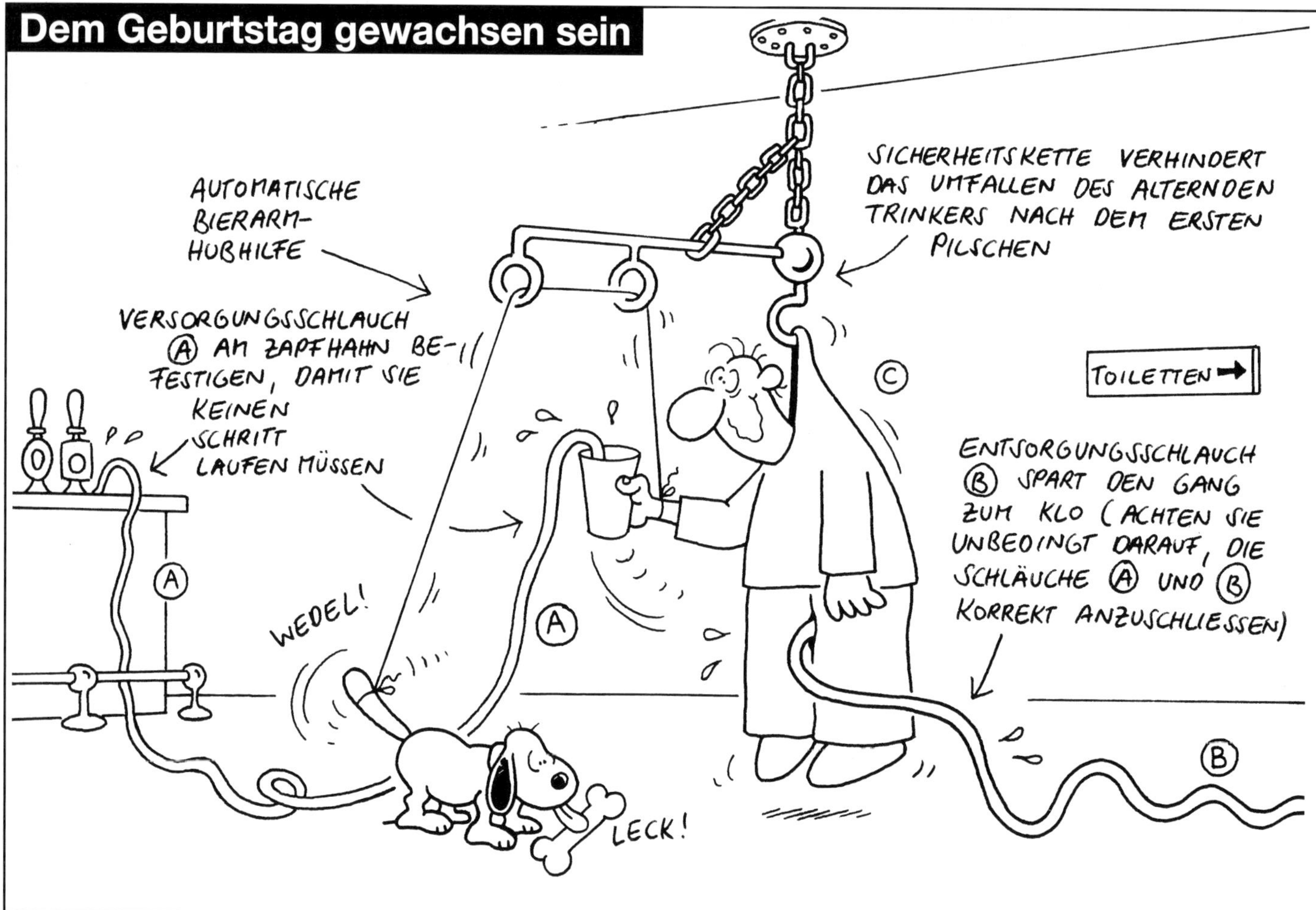

Der Disco gewachsen sein

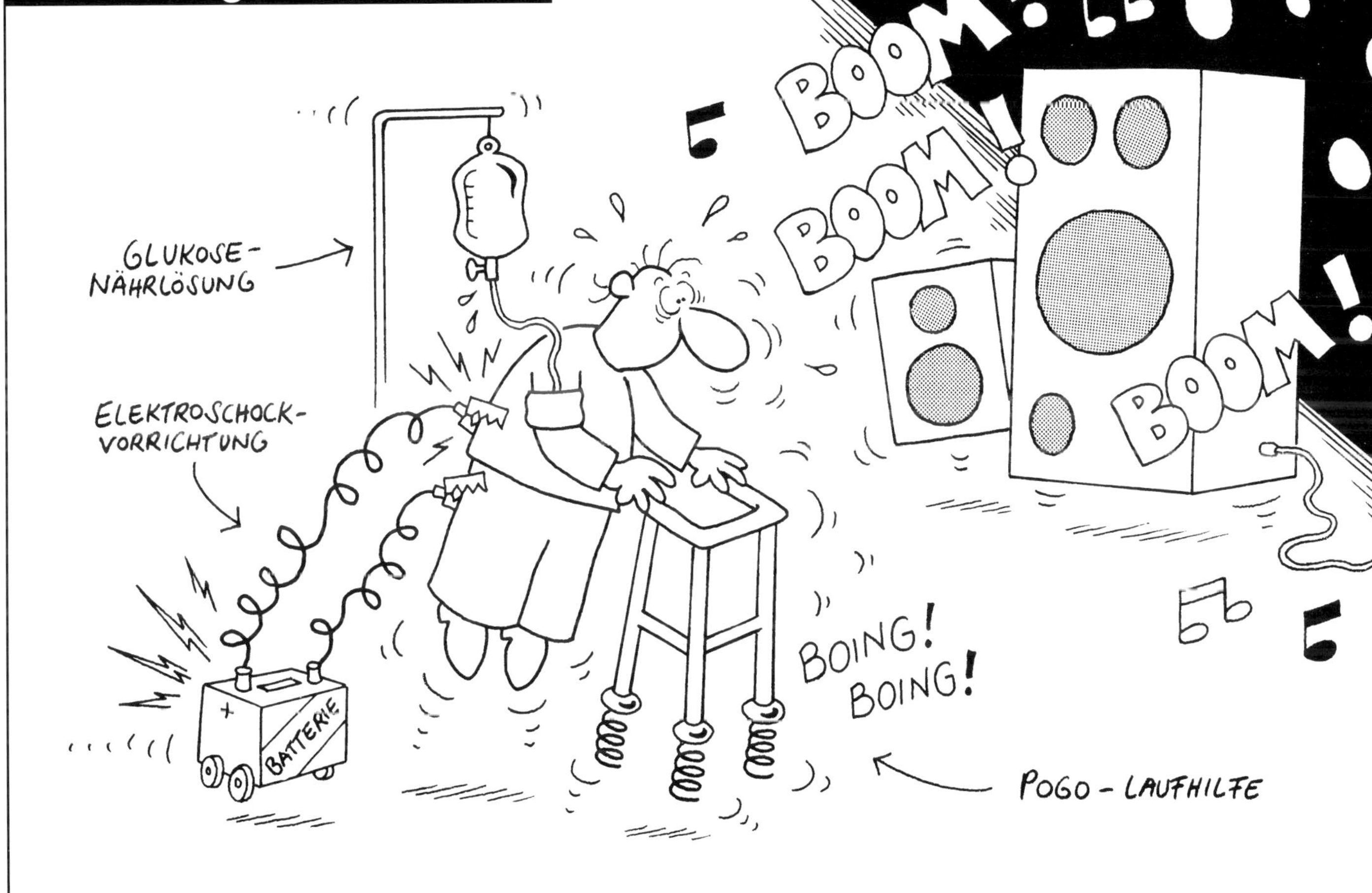

Der Geburtstagsparty gewachsen sein:
① Der kleine Imbiss

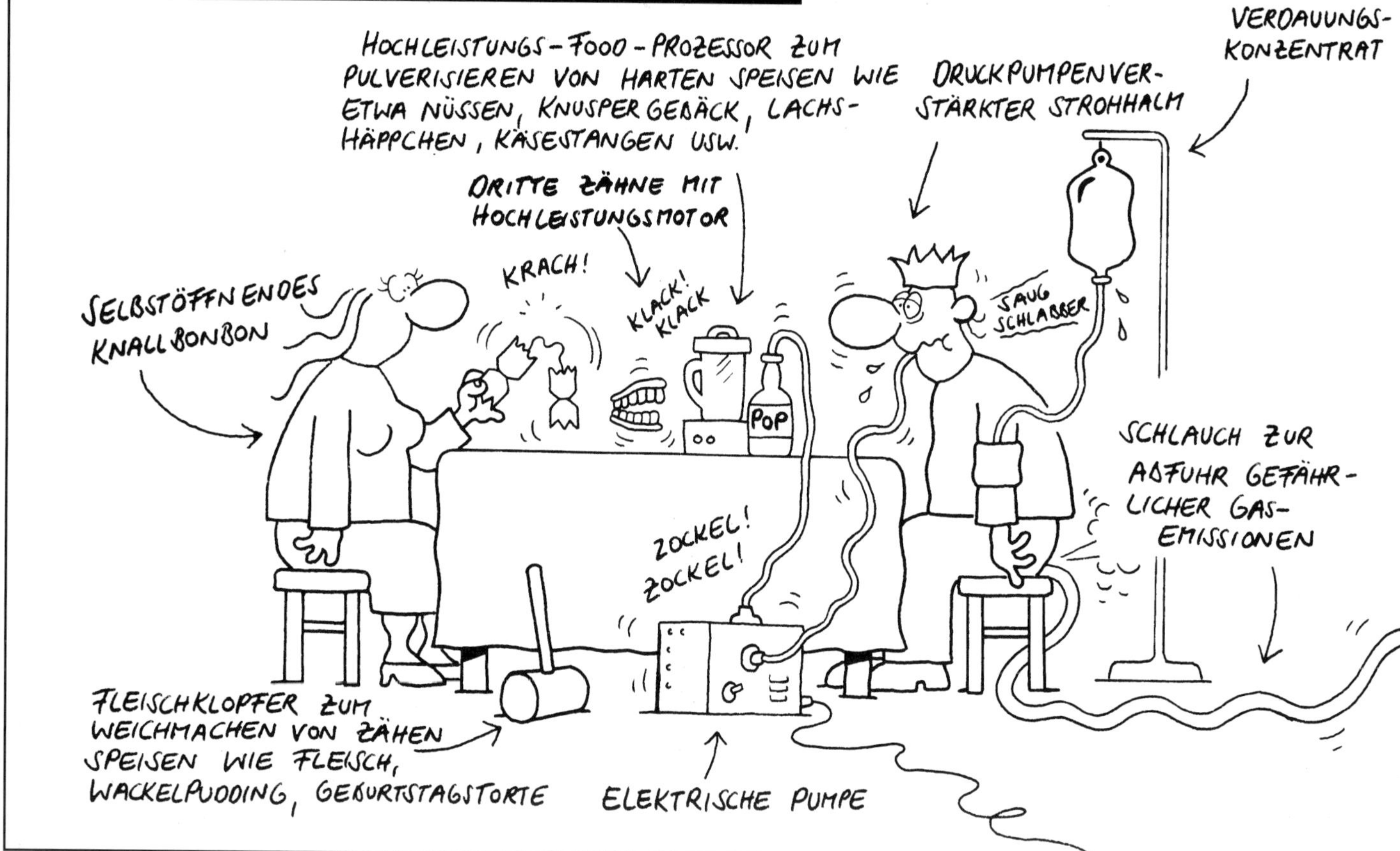

Der Geburtstagsparty gewachsen sein:
② Gefahrlos Knutschen auch im hohen Alter

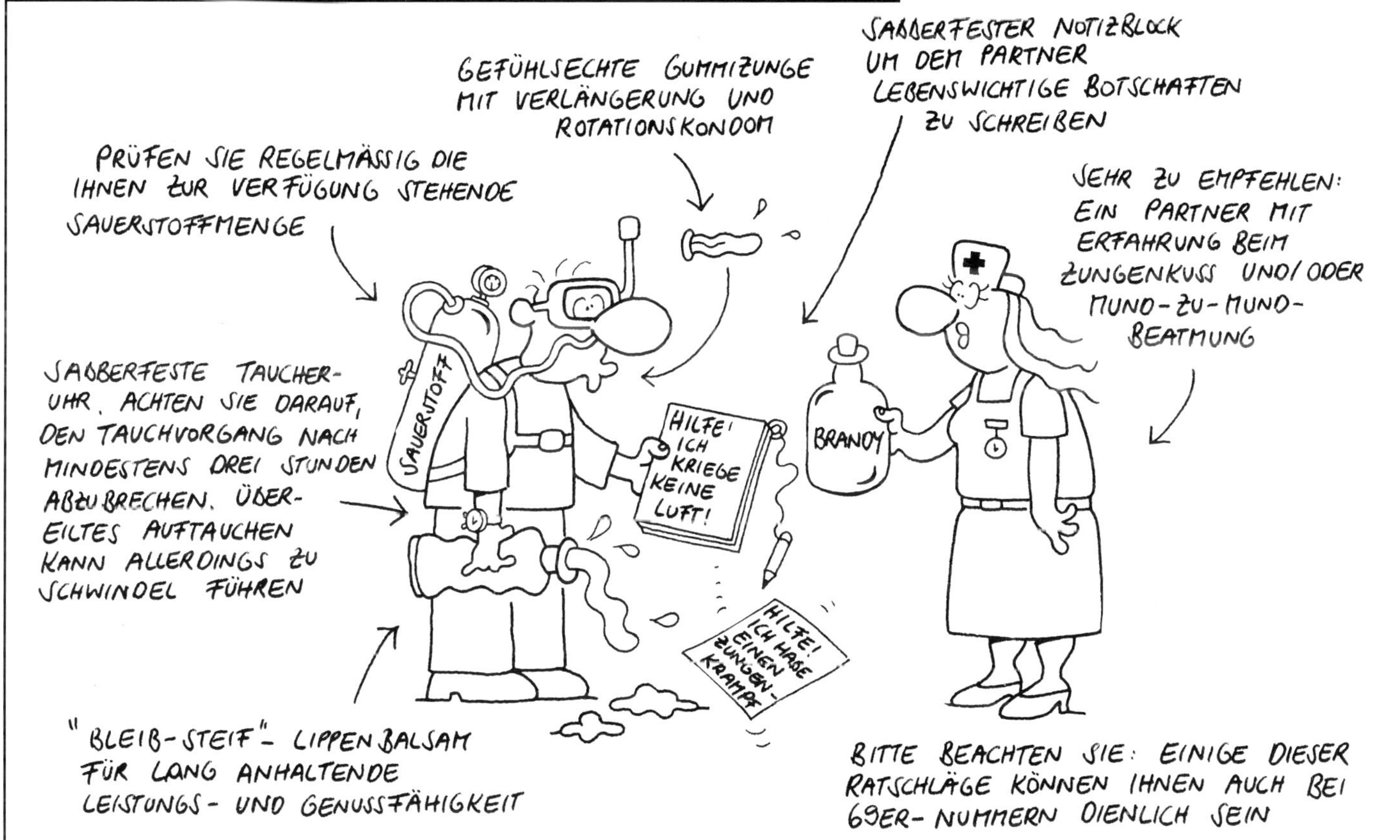

Der Geburtstagsparty gewachsen sein:
③ Nach den guten alten Beatles-Scheiben tanzen

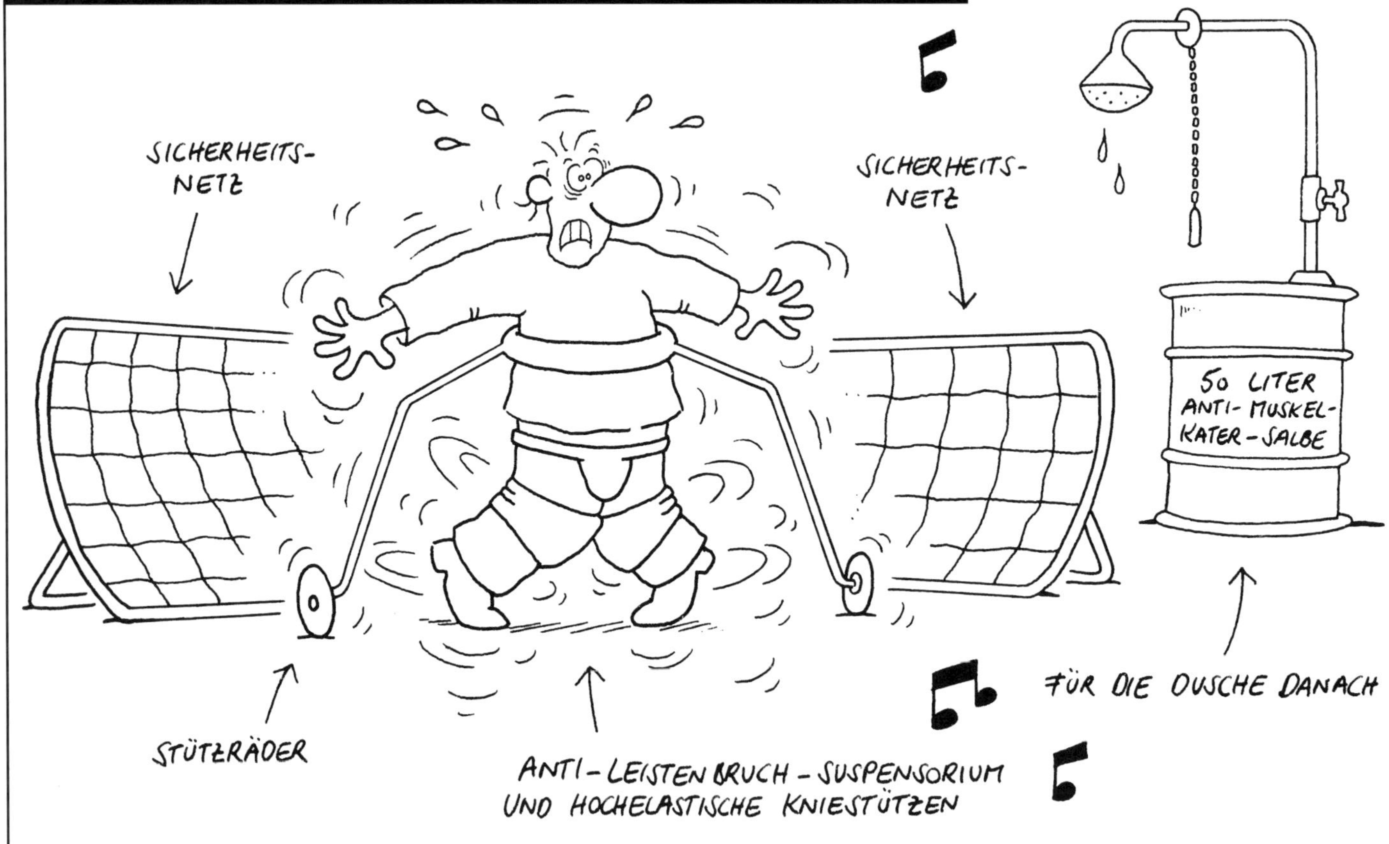

Der Geburtstagsparty gewachsen sein: ④ Der Kater danach

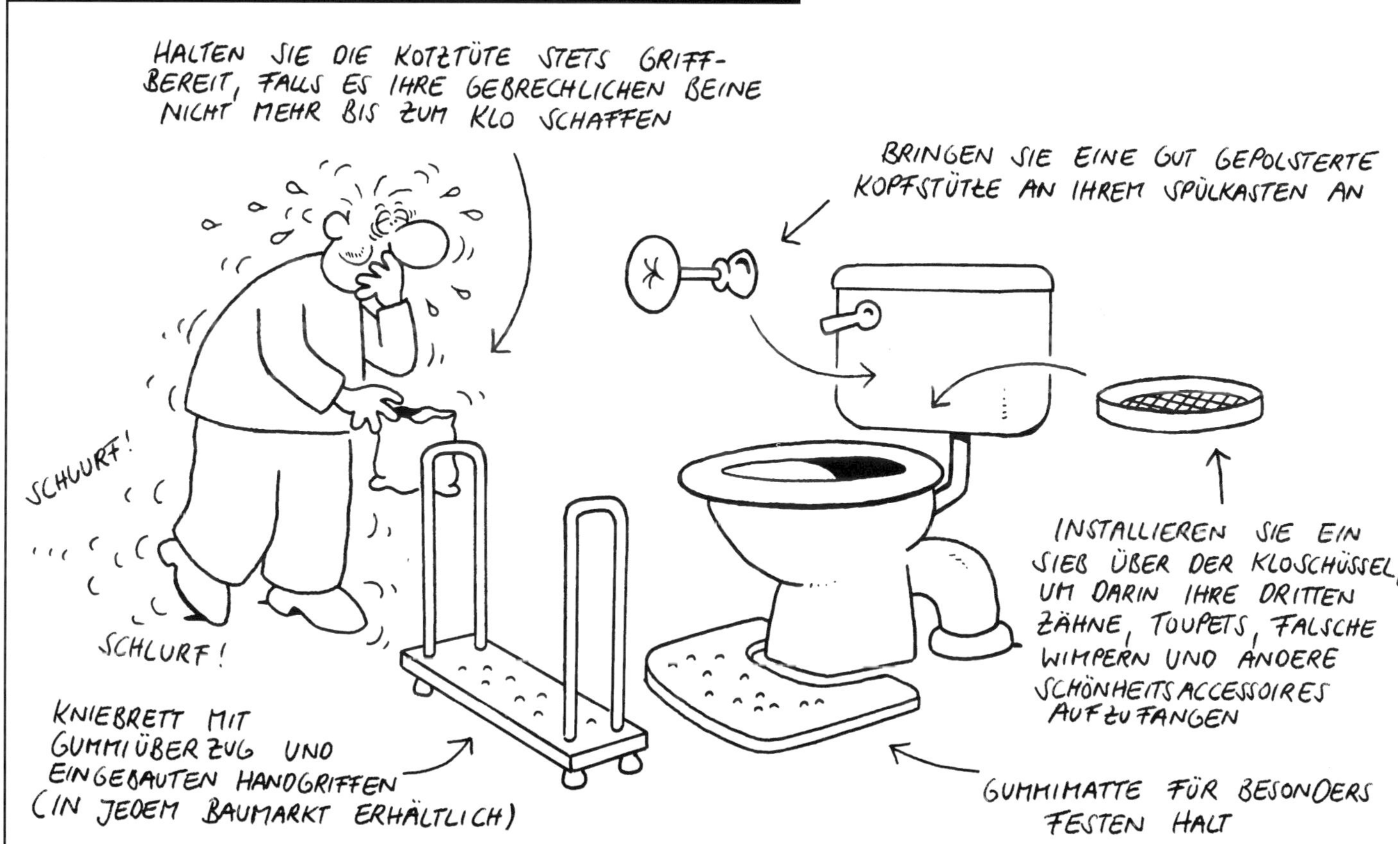

Wie Sie kahle Stellen vermeiden

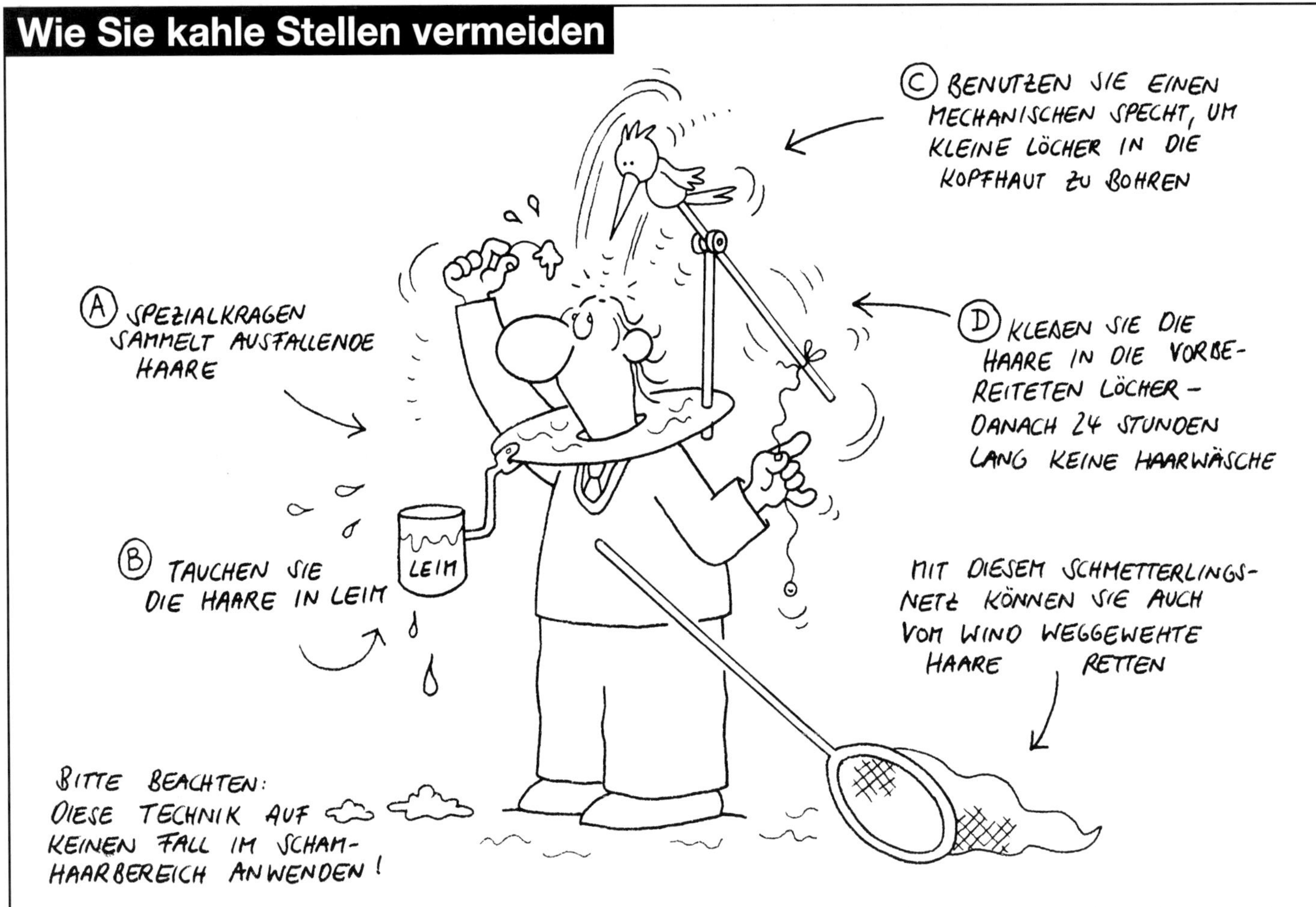

Wie Sie graue Haare vermeiden

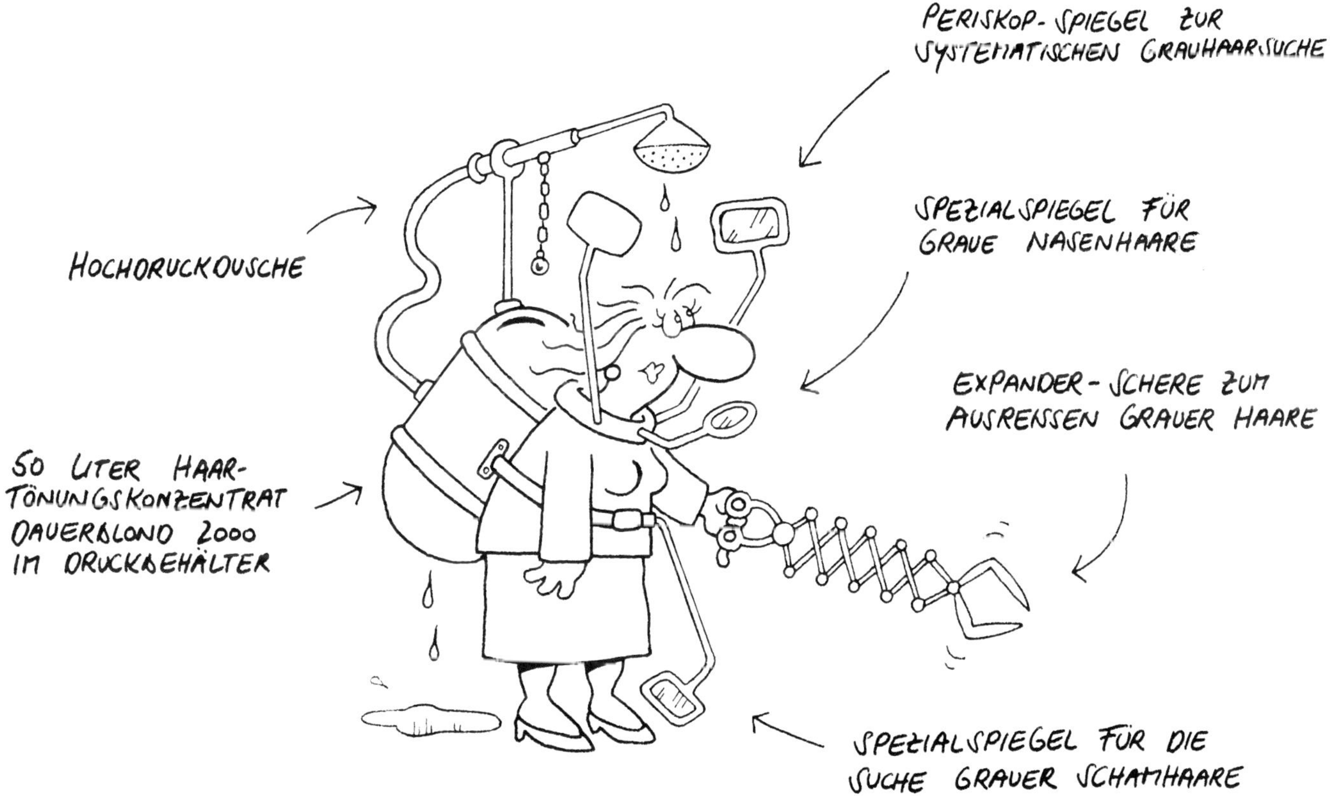

Wie Sie Falten vermeiden

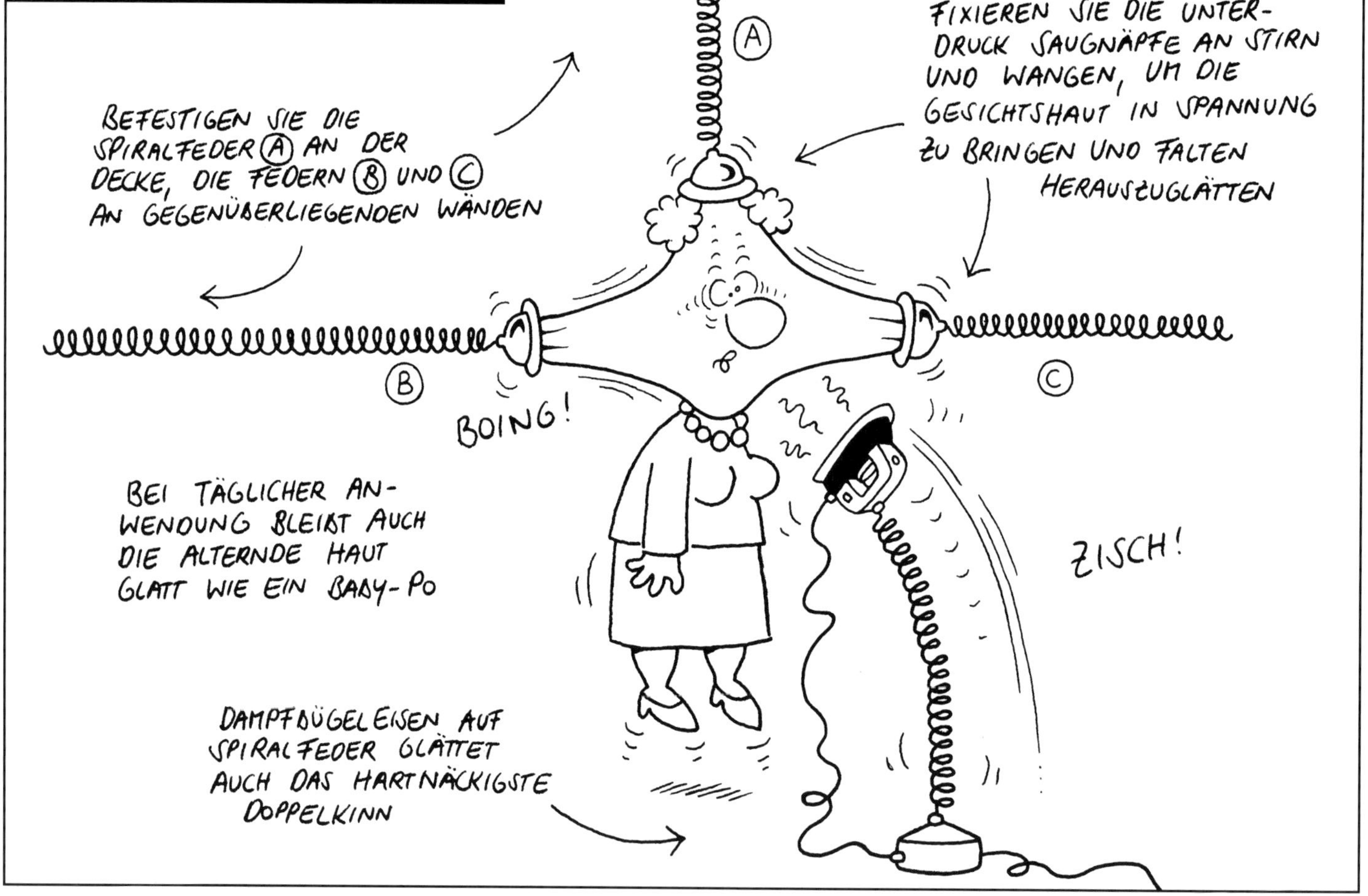

Gesund leben im hohen Alter

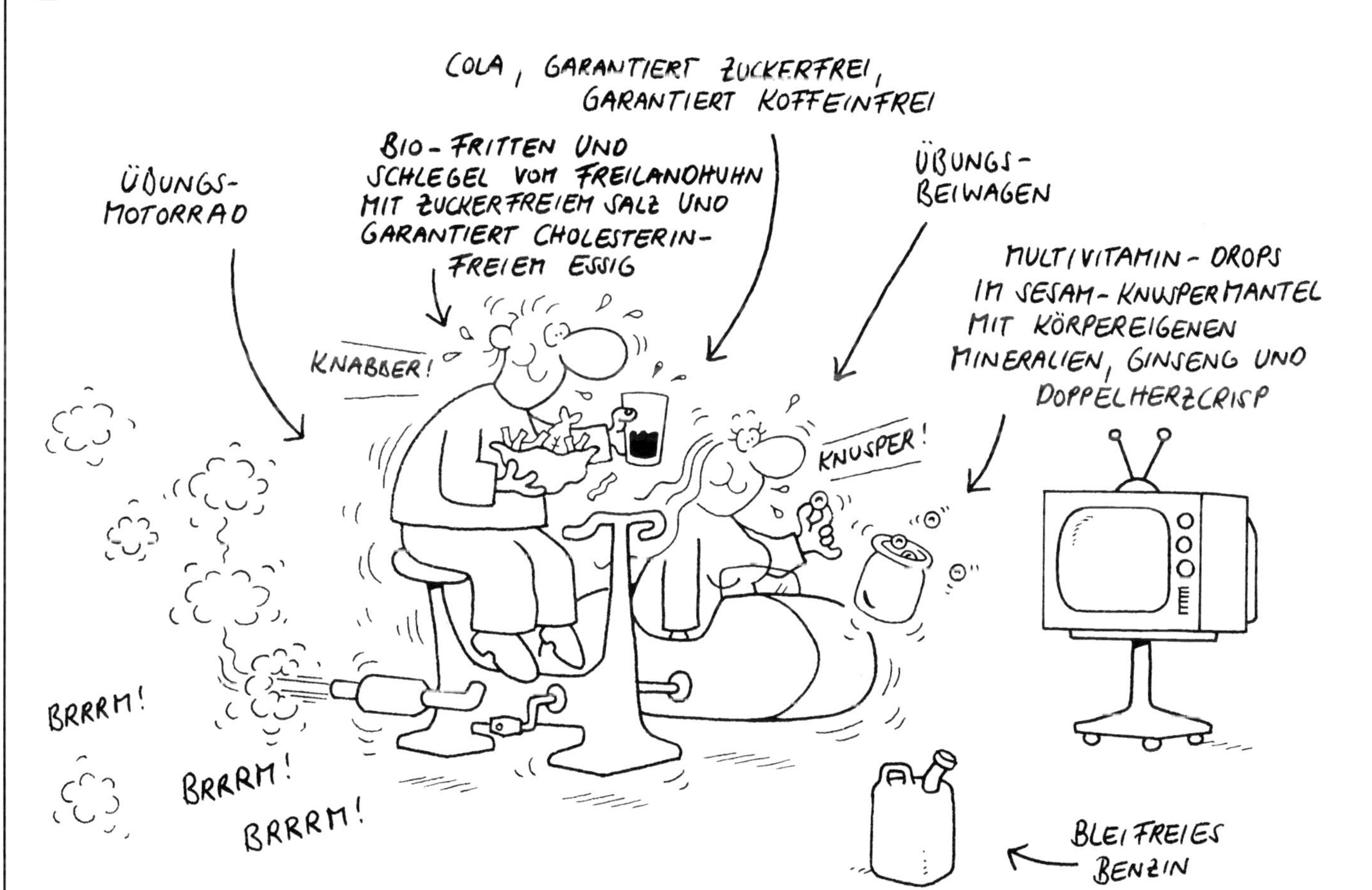

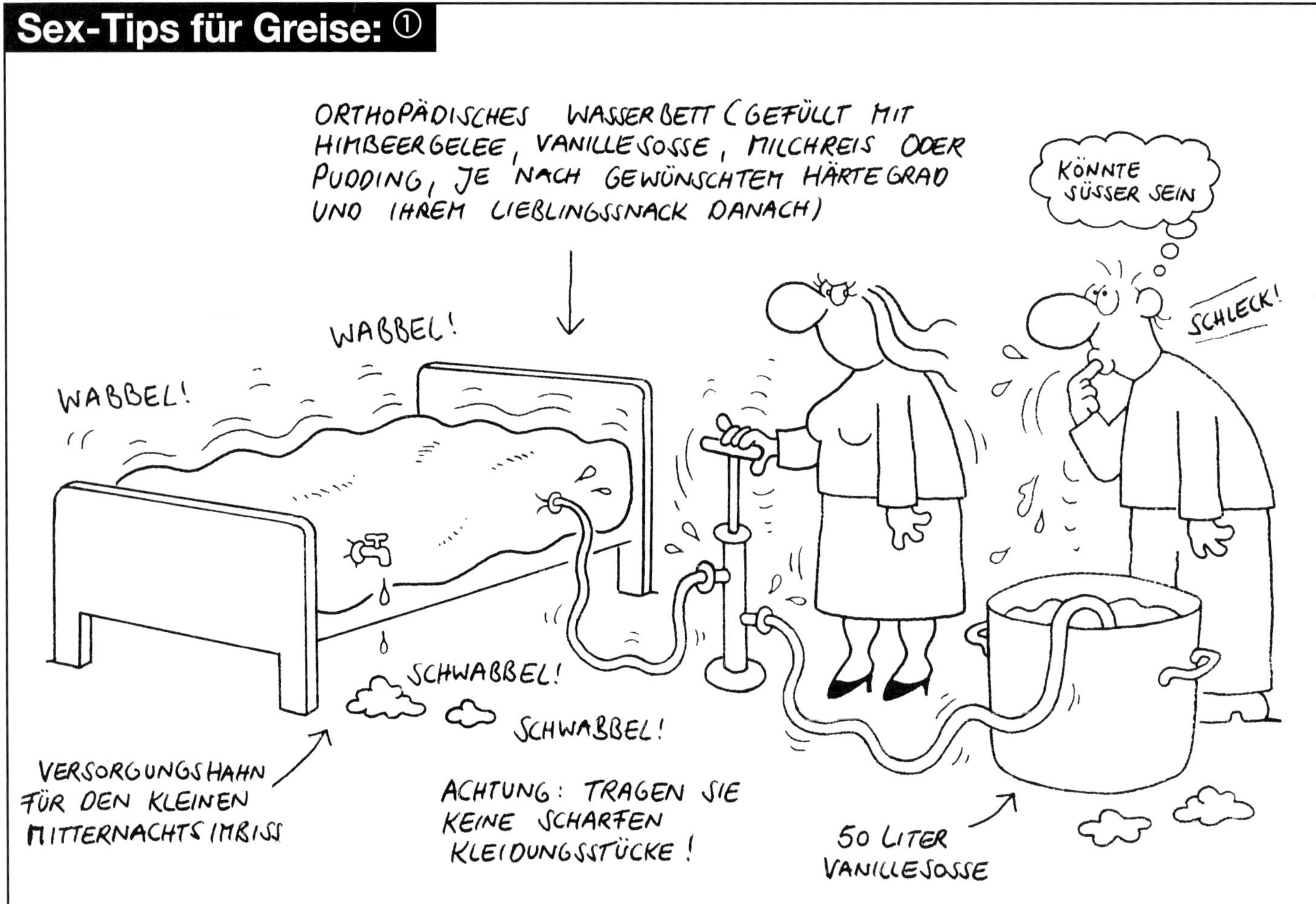
Sex-Tips für Greise: ①
ORTHOPÄDISCHES WASSERBETT (GEFÜLLT MIT HIMBEERGELEE, VANILLESOSSE, MILCHREIS ODER PUDDING, JE NACH GEWÜNSCHTEM HÄRTEGRAD UND IHREM LIEBLINGSSNACK DANACH)
KÖNNTE SÜSSER SEIN
WABBEL!
WABBEL!
SCHLECK!
SCHWABBEL!
SCHWABBEL!
VERSORGUNGSHAHN FÜR DEN KLEINEN MITTERNACHTSIMBISS
ACHTUNG: TRAGEN SIE KEINE SCHARFEN KLEIDUNGSSTÜCKE!
50 LITER VANILLESOSSE

Sex-Tips für Greise: ②

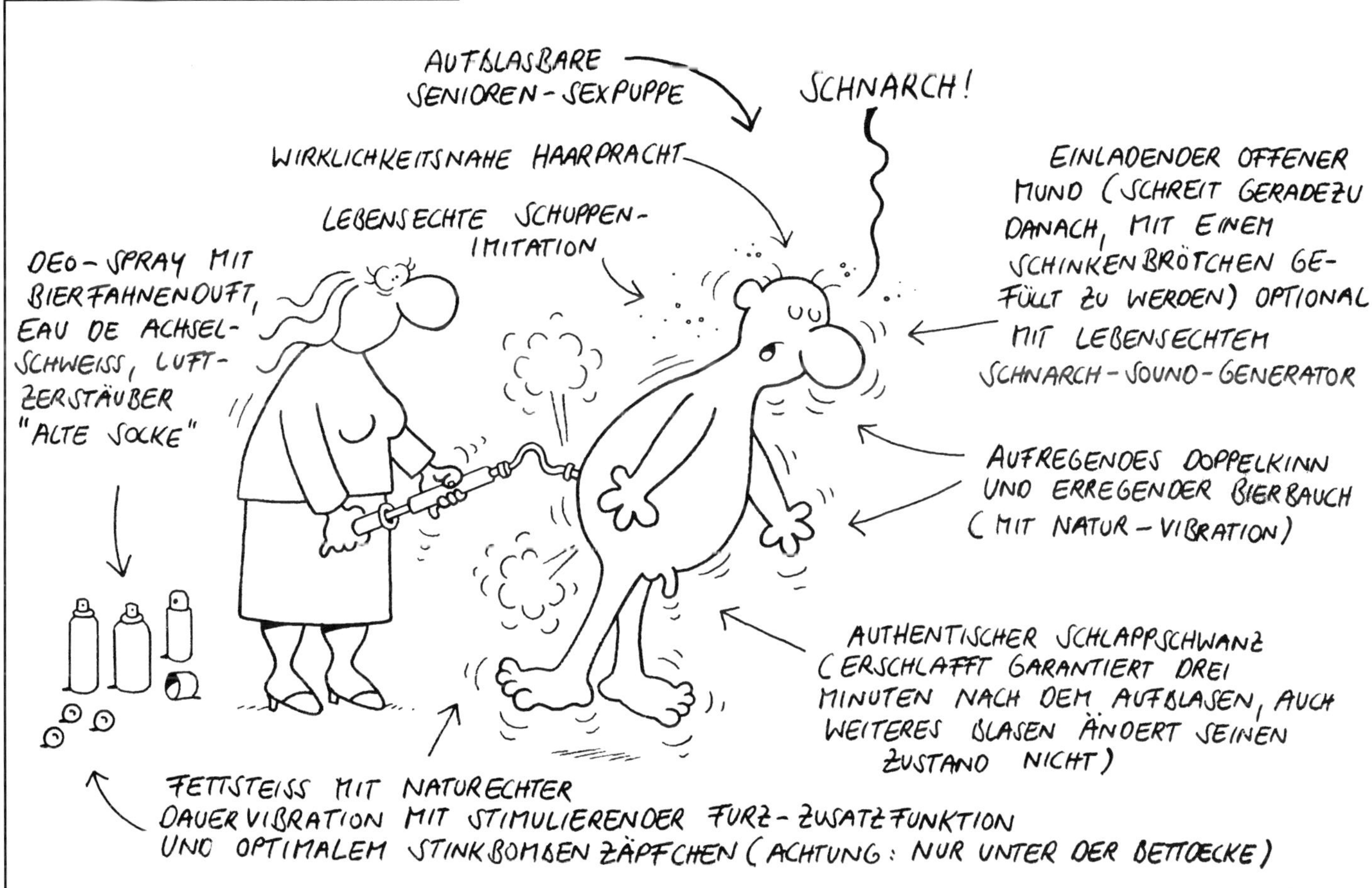

Sex-Tips für Greise: ③ Hilfsmittel für Frauen

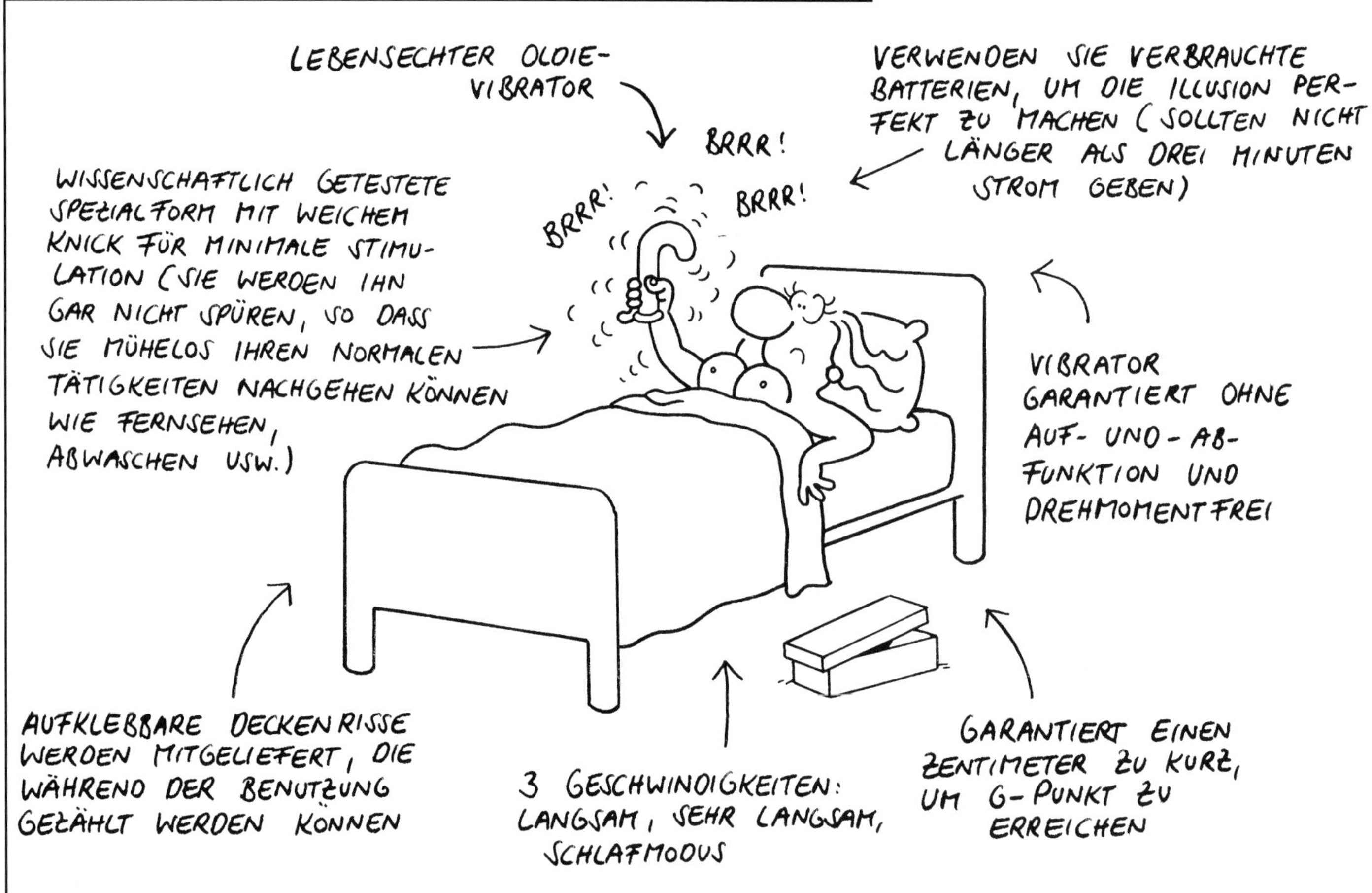

Sex-Tips für Greise: ④ Hilfsmittel für Männer

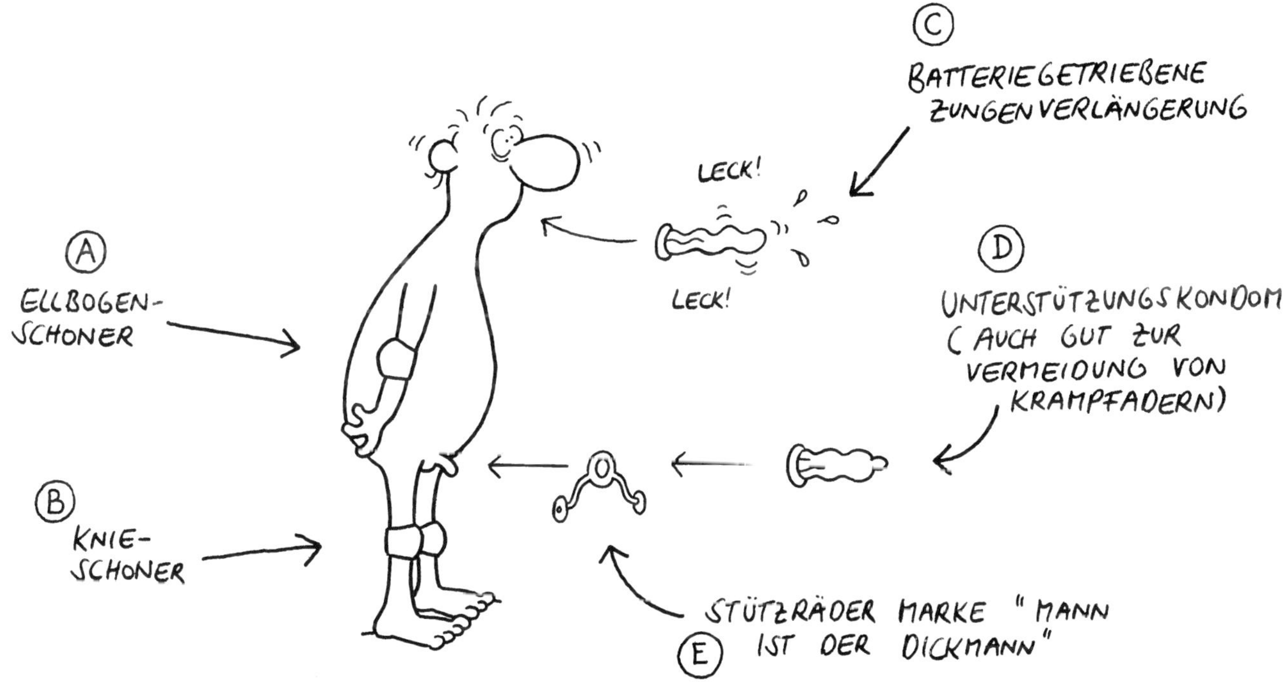

Auch als Greis noch voll im Trend

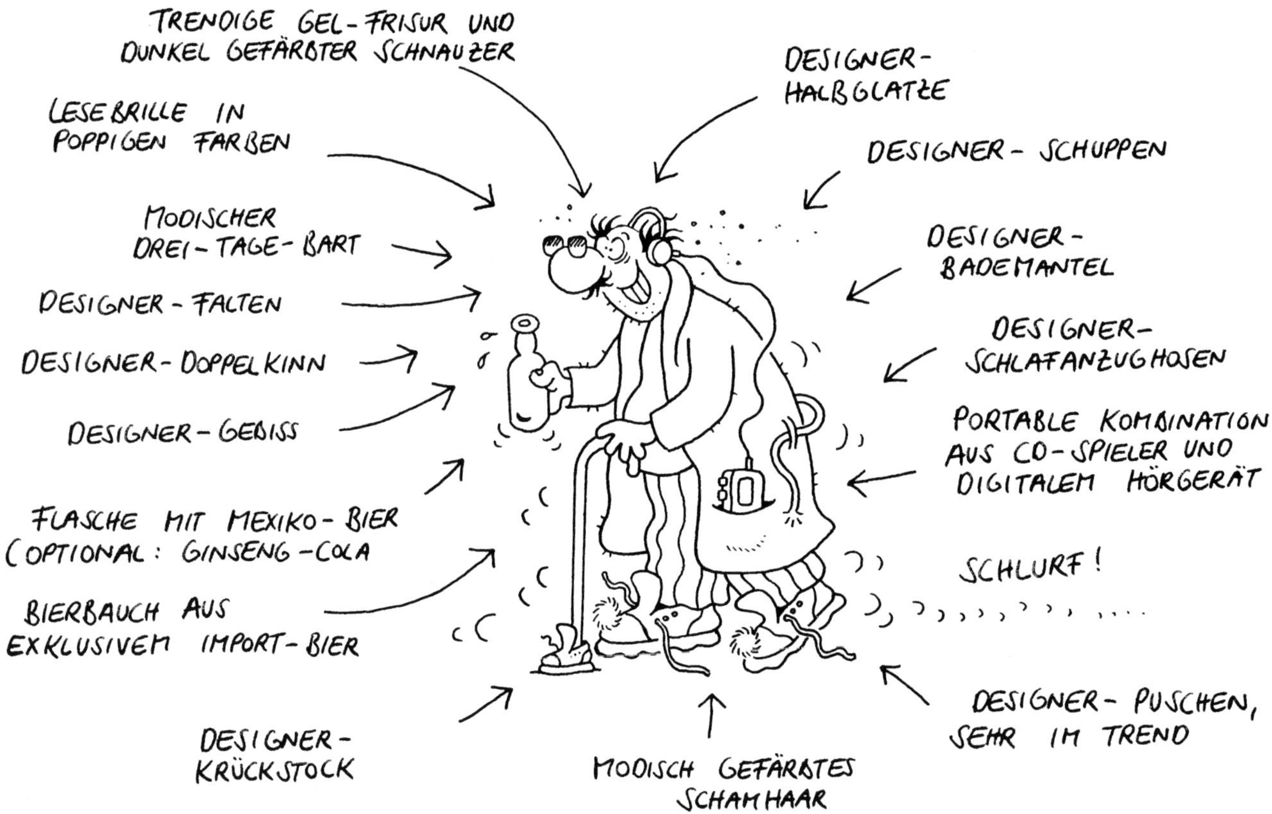

Vorspiel für Senioren

1: WASCHEN SIE AB UND BRINGEN SIE DIE KINDER INS BETT

2: DISKUTIEREN SIE ÜBER DIE HYPOTHEKEN-RATEN UND STREITEN SIE SICH ÜBER DAS HAUSHALTSBUDGET

3: WEINEN SIE HEMMUNGSLOS

4: BRECHEN SIE VOR DEM FERNSEHER ZUSAMMEN

5: GEHEN SIE AUF EIN BIER IN DIE KNEIPE NEBENAN (GEWÖHNLICH NUR EIN PARTNER)

6: LASSEN SIE SICH EINE PIZZA BRINGEN. SEHEN SIE SICH EINEN SPÄTFILM AN, SCHLAFEN SIE AUF DEM SOFA EIN

7: BACKEN SIE PFANNKUCHEN, KOCHEN SIE HEISSE SCHOKOLADE, PRÜFEN SIE NOCHMAL DIE HYPOTHEKENRATEN, ENTWERFEN SIE EINEN SPARPLAN USW.

8: 23^{00} UHR: PARTNER A PUTZT SICH DIE ZÄHNE UND GEHT ZU BETT

9: 1^{00} UHR: PARTNER B PUTZT SICH DIE ZÄHNE UND GEHT ZU BETT

10: 1^{05} UHR: PARTNER A ODER B STEHT AUF, GEHT AUFS KLO / FÜTTERT DAS BABY / VERSUCHT EINEN SPARPLAN ZU ENTWERFEN / WEINT HEMMUNGSLOS / TRINKT EINE FLASCHE ASBACH / NIMMT EINE ÜBERDOSIS

11: DER AKT. SOLLTE DER UNWAHRSCHEINLICHE FALL EINTRETEN, DASS SIE TATSÄCHLICH DIESES FINALE STADIUM ERREICHEN, LESEN SIE BITTE DIE HINWEISE AUF DER FOLGENDEN SEITE

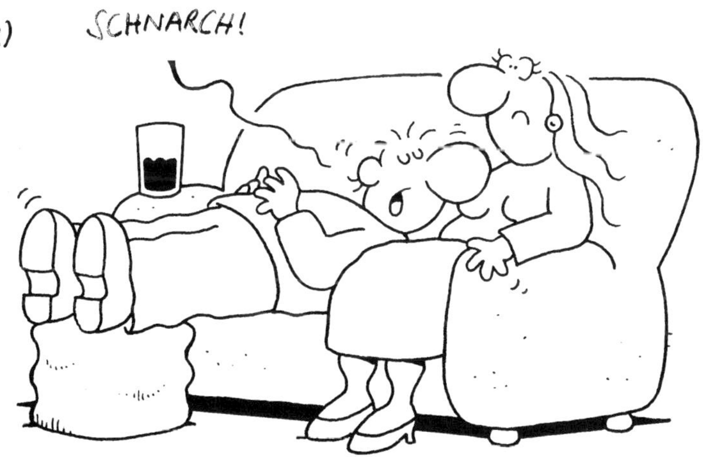

Die flotte Greisen-Nummer (Ein Wiederholungskurs)

1: KONSULTIEREN SIE IHREN HAUSARZT FÜR EINEN RUNDUM-CHECK UND EINGEHENDE VORSORGE-UNTERSUCHUNG (BLUTDRUCK, EKG, EVENTUELLE ATEMPROBLEME)

2: AKT-VORBEREITUNGS-FITNESS-TRAINING (MINDESTENS DREI WOCHEN TÄGLICHES JOGGEN / RADFAHREN / GEWICHTSTRAINING / LIEGESTÜTZEN / ZUNGENAEROBIC)

3: ÜBERPRÜFEN SIE IN ALLER RUHE DIE FUNKTIONSFÄHIGKEIT IHRER KÖRPEREIGENEN SEXINSTRUMENTE UND DIE GEBRAUCHSTÜCHTIGKEIT DER HILFSMITTEL (AUF BATTERIESTÄRKE ACHTEN!), BESONDERS DANN, WENN DIESE LANGE NICHT MEHR IN BENUTZUNG WAREN. STELLEN SIE SICHER, DASS SÄMTLICHE ELEKTRISCHEN HILFSMITTEL MIT EINER NOTUNTERBRECHUNG AUSGESTATTET SIND, UM DIE GEBRAUCHSSICHERHEIT ZU GEWÄHRLEISTEN, BESONDERS IN FEUCHTEN KÖRPERREGIONEN UND BEI REIBUNGSINTENSIVEN TÄTIGKEITEN (ÜBERHITZUNGSGEFAHR)

4: VORSPIEL (SIEHE VORHERIGE SEITE)
BEACHTEN SIE: ÜBERALL WERDEN KURSE FÜR WIEDEREINSTEIGER ANGEBOTEN, FRAGEN SIE IN IHRER VOLKSHOCHSCHULE NACH SWINGER-SEMINAREN

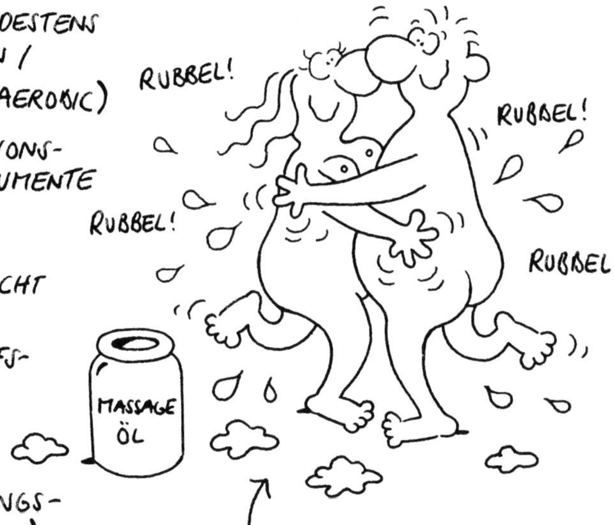

EINE GANZKÖRPERMASSAGE MIT MASSAGEÖL KANN EINE ÜBERAUS EROTISIERENDE ERFAHRUNG SEIN UND ZUDEM AUF DIE VERSPANNTE, ALTERNDE MUSKULATUR ENTSPANNEND WIRKEN

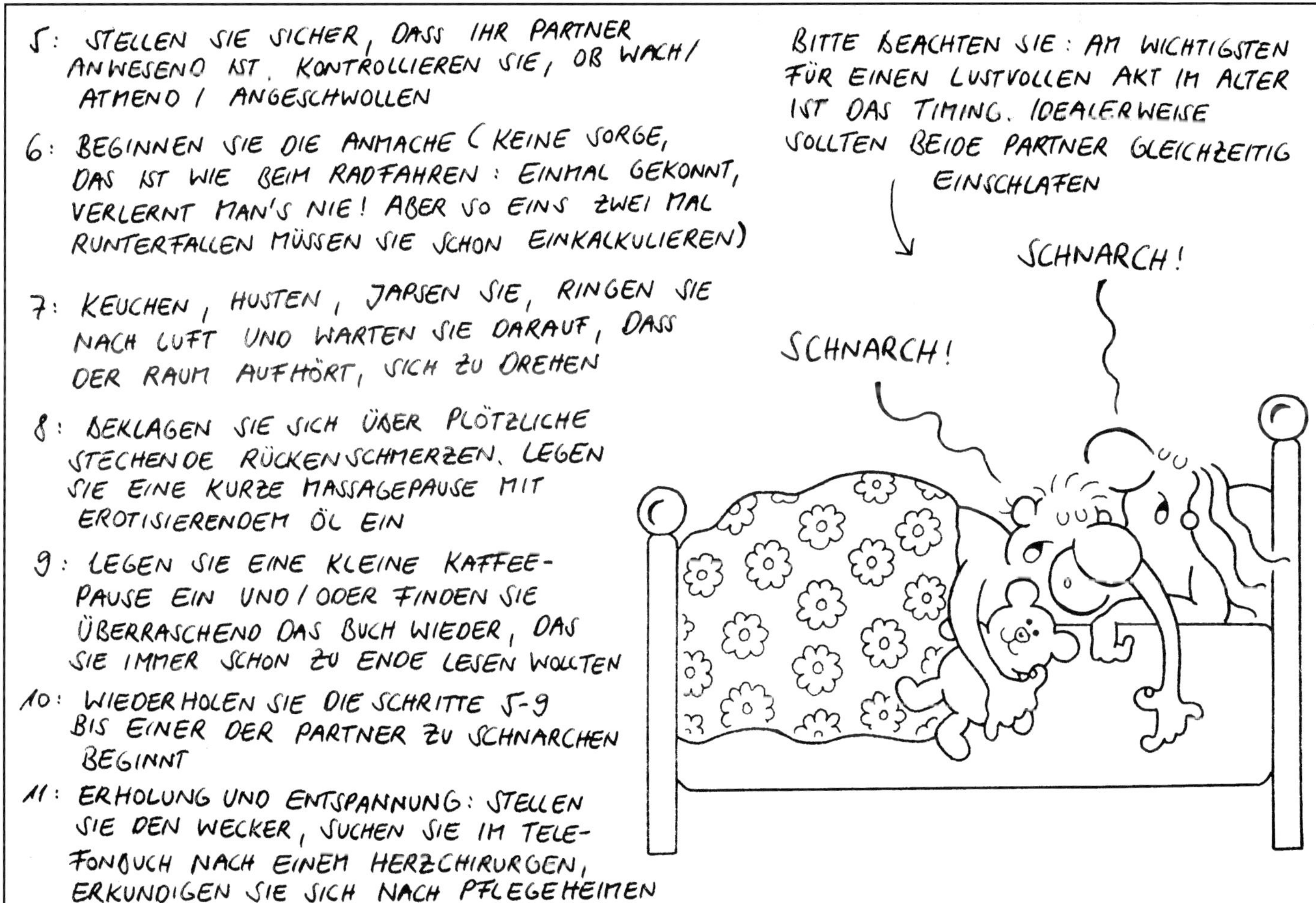
5: STELLEN SIE SICHER, DASS IHR PARTNER ANWESEND IST. KONTROLLIEREN SIE, OB WACH/ ATMEND/ ANGESCHWOLLEN
6: BEGINNEN SIE DIE ANMACHE (KEINE SORGE, DAS IST WIE BEIM RADFAHREN: EINMAL GEKONNT, VERLERNT MAN'S NIE! ABER SO EINS ZWEI MAL RUNTERFALLEN MÜSSEN SIE SCHON EINKALKULIEREN)
7: KEUCHEN, HUSTEN, JAPSEN SIE, RINGEN SIE NACH LUFT UND WARTEN SIE DARAUF, DASS DER RAUM AUFHÖRT, SICH ZU DREHEN
8: BEKLAGEN SIE SICH ÜBER PLÖTZLICHE STECHENDE RÜCKENSCHMERZEN. LEGEN SIE EINE KURZE MASSAGEPAUSE MIT EROTISIERENDEM ÖL EIN
9: LEGEN SIE EINE KLEINE KAFFEE-PAUSE EIN UND/ODER FINDEN SIE ÜBERRASCHEND DAS BUCH WIEDER, DAS SIE IMMER SCHON ZU ENDE LESEN WOLLTEN
10: WIEDERHOLEN SIE DIE SCHRITTE 5-9 BIS EINER DER PARTNER ZU SCHNARCHEN BEGINNT
11: ERHOLUNG UND ENTSPANNUNG: STELLEN SIE DEN WECKER, SUCHEN SIE IM TELE-FONBUCH NACH EINEM HERZCHIRURGEN, ERKUNDIGEN SIE SICH NACH PFLEGEHEIMEN
BITTE BEACHTEN SIE: AM WICHTIGSTEN FÜR EINEN LUSTVOLLEN AKT IM ALTER IST DAS TIMING. IDEALERWEISE SOLLTEN BEIDE PARTNER GLEICHZEITIG EINSCHLAFEN
SCHNARCH!
SCHNARCH!

Die erogenen Zonen der Senioren

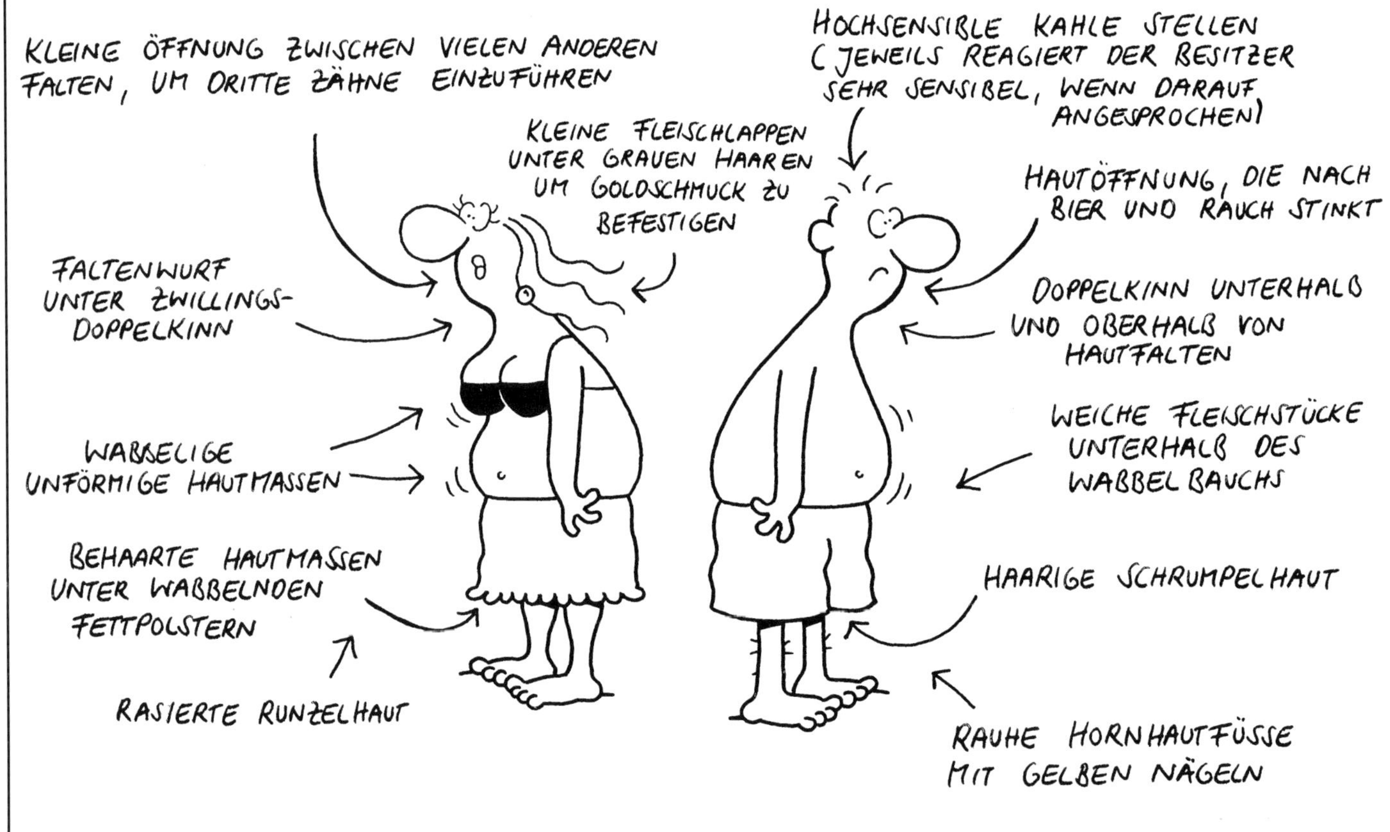